Dr. Wolfgang Ditzen
Natascha Becker

Die Hüft-Sprechstunde

Dr. Wolfgang Ditzen
Natascha Becker

Die Hüft-Sprechstunde

Alle Therapien
von Naturheilkunde bis
Hightechmedizin

HERBIG
Gesundheitsratgeber

Die Ratschläge in diesem Buch sind von Autoren und Verlag sorgfältig geprüft, dennoch kann keine Garantie übernommen werden. Jegliche Haftung der Autoren bzw. des Verlages und seiner Beauftragten für Gesundheitsschäden sowie Personen-, Sach- und Vermögensschäden ist ausgeschlossen.

Besuchen Sie uns im Internet unter
www.herbig-verlag.de

2. Auflage 2012

© 2009 F. A. Herbig Verlagsbuchhandlung GmbH, München
Alle Rechte vorbehalten
Umschlaggestaltung: Wolfgang Heinzel
Lektorat: Gabriele Berding
Illustrationen S. 156–160:
© Mascha Greune, München
Illustrationen S. 15, 30, 53, 54, 57, 63, 85, 91:
© Luitgard Kellner, München
Herstellung und Satz: VerlagsService Dr. Helmut Neuberger
& Karl Schaumann GmbH, Heimstetten
Gesetzt aus 10,5/13,5 Optima
Druck und Binden: OAN Offizin Andersen Nexö, Leipzig
Printed in Germany
ISBN 978-3-7766-2605-6

Inhalt

Einleitung

Macht das Hüftgelenk nicht durch Schmerzen und Beschwerden auf sich aufmerksam, schenken wir ihm kaum Beachtung – dabei handelt es sich um das größte und am stärksten belastete Gelenk des menschlichen Körpers.

Kein Wunder also, dass dieses arg beanspruchte Gelenk irgendwann an seine Grenzen stößt, uns manchmal von einem Tag auf den anderen das Leben schwer macht und uns daran erinnert, wie schön und wichtig es ist, sich frei und ohne Schmerzen bewegen zu können.

Manche Erkrankungen sind angeboren und müssen bereits in den ersten Lebensjahren behandelt werden, um dem betroffenen Kind spätere Einschränkungen zu ersparen. Andere Krankheiten, wie beispielsweise die Arthrose, entwickeln sich meist erst im Laufe des Lebens und machen besonders älteren Menschen zu schaffen. Doch sie sind nicht alleine: Auch junge, ansonsten gesunde Sportler haben immer häufiger mit Problemen an der Hüfte zu kämpfen.

Für jeden gibt es geeignete Therapien

So breit und unterschiedlich die – leider wachsende – Gruppe der Hüftpatienten ist, für jeden von ihnen gibt es geeignete Therapien, die ständig weiterentwickelt und verbessert werden. In diesem Ratgeber finden Sie einen umfassenden Überblick über alle modernen Behandlungsmethoden sowie ausführliche Informationen über Ursachen und Symptome der verschiedenen Hüfterkrankungen und wie der Arzt eine sichere Diagnose stellen kann.

Dem wichtigen Thema Rehabilitation ist ein gesondertes Kapitel gewidmet, ebenso wie den Möglichkeiten, die Gelenke im Alltag zu schonen und gezielt zu unterstützen. Hierzu fließen viele Tipps ein, die in der medizinischen Praxis – nicht zuletzt durch die Erfahrungen vieler Patienten – gesammelt und zusammengetragen wurden. Besonders diese ganz persönlichen Erlebnisse von Patienten sind es, die anderen Betroffenen Mut und Zuversicht schenken können. Deshalb sind in dieses Buch einige Erfahrungsberichte eingeflossen, die die Erkrankung und die damit verbundenen Erlebnisse so schildern, wie sie ganz persönlich erlebt und empfunden wurden.

Diese Tipps von Patienten, der Rat des erfahrenen Mediziners und viele wertvolle Hinweise für die Therapie und die Zeit danach sollen dieses Buch zu Ihrem Begleiter durch die jeweilige Phase der Behandlung machen. Es bietet Ihnen eine Checkliste für die Vorbereitung auf den Arztbesuch und eine Liste, die Ihnen hilft, vor einem möglichen Klinikaufenthalt an alles Wichtige zu denken.

Aktiv zur Therapie beitragen

Vor allem aber möchte Ihnen dieser Ratgeber zeigen, was Sie selbst als Patient tun können, damit die Behandlung Ihrer Hüfterkrankung ein Erfolg wird. Denn Sie sind Ihrer Krankheit und Ihren Beschwerden nicht hilflos ausgeliefert, Sie können selbst aktiv Ihren Teil zur Therapie beitragen. Alltagstaugliche Tipps sollen Ihnen auf diesem Weg helfen und auch dabei, nach überstandener Therapie gesund zu bleiben und das Leben zu führen, das sich wohl alle Hüftpatienten wünschen: ohne Schmerzen und frei beweglich!

Die Hüfte – ein Blick ins Innere

Knochen und Gelenk

Um die eigene Erkrankung besser zu verstehen, ist es sinnvoll und sogar richtig spannend, einmal einen Blick auf die eigene Anatomie zu werfen: Ein Hüftgelenk verbindet das Bein mit dem Beckengürtel. Der Mediziner spricht von einem sogenannten Kugelgelenk, denn es besteht aus einer Hüftpfanne, die sich im Beckenknochen befindet, und einem Hüftkopf. Dieser hat seinen Platz am oberen Ende des Oberschenkelknochens. Die Pfanne des Gelenkes umschließt den Hüftkopf nicht völlig, damit das Kugelgelenk einen möglichst großen Bewegungsspielraum hat. Beide Teile, die man Hebel nennt, sind beweglich.

Ist es gesund, macht das Hüftgelenk allerhand mit – Sie können es in sechs verschiedene Richtungen bewegen: Sie können sich damit beugen und strecken, das Bein an- und abwinkeln sowie nach innen und nach außen drehen. Diese Abläufe werden häufig ganz selbstverständlich miteinander kombiniert, ohne dass man sich darüber Gedanken macht, etwa beim Aufstehen von einem Stuhl oder beim Aussteigen aus dem Auto. Immer, wenn das Hüftgelenk aktiv ist, sind sowohl der Oberschenkel als auch das Becken beteiligt. Letzteres nimmt man aber kaum

Die Hüfte macht allerhand mit

13

wahr, viel deutlicher spürt man dagegen die Bewegung des Beines.

Das Gelenk selbst ist ein Knochen, der mit einer Knorpelschicht überzogen ist. Diese ist je nach Belastungszone unterschiedlich dick und bei einem gesunden Menschen schön glatt. Um das Gelenk herum liegt die sogenannte Gelenkkapsel. Sie bildet in ihrer inneren Schicht ständig eine ölige Substanz, die Gelenkschmiere. Diese Flüssigkeit ist notwendig, um den Gelenkspalt zwischen den Knorpelschichten von Hüftkopf und Hüftpfanne gleitfähig zu halten. Knorpel und Gelenkschmiere schützen den Knochen also vor Abrieb und dienen als eine Art Stoßdämpfer.

Die Muskulatur

Die Gelenkkapsel sowie Bänder und Muskeln sorgen dafür, dass das Gelenk in seiner Position gehalten wird. Besonders wichtig für die Bewegung ist natürlich die Muskulatur. Sie muss genug Kraft haben, um eine bestimmte Bewegung auszuführen, und gleichzeitig in der Lage sein, in der Gegenrichtung langsam in der Spannung nachzulassen. Die Muskeln müssen gerade so viel gespannt sein wie nötig – diese Feinabstimmung nennt man Koordination. Für ein voll funktionsfähiges Hüftgelenk benötigen Sie also sowohl intakte Gelenkstrukturen als auch eine gut funktionierende Muskulatur, die gleichermaßen kräftig wie koordinationsfähig ist: Ein komplexes System, das, wenn es funktioniert, einiges aushält und aushalten muss.

Ein komplexes System

14

Unter Belastung

Die einzelnen Bereiche eines Hüftgelenkes werden im Alltagbeispielsweise beim Stehen oder Gehen, unterschiedlich stark belastet. Dabei muss das Gelenk wesentlich mehr tragen als lediglich das

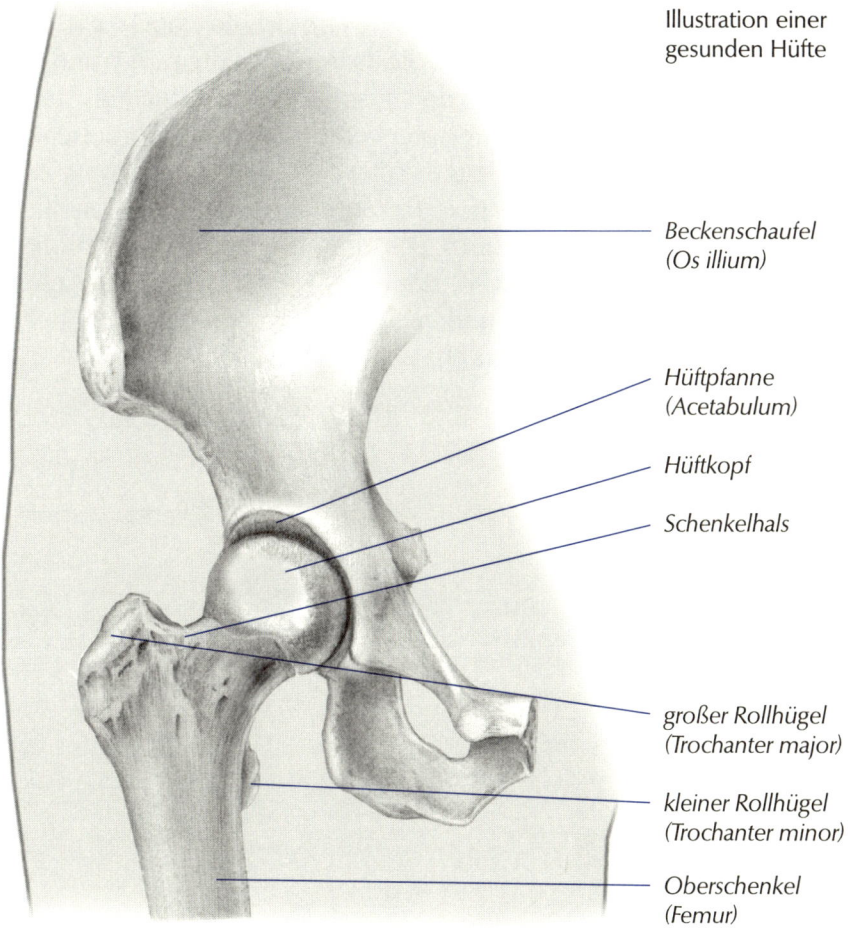

Illustration einer
gesunden Hüfte

Beckenschaufel
(Os illium)

Hüftpfanne
(Acetabulum)

Hüftkopf

Schenkelhals

großer Rollhügel
(Trochanter major)

kleiner Rollhügel
(Trochanter minor)

Oberschenkel
(Femur)

15

eigene Körpergewicht. Beim Gehen etwa erhöht sich der Druck auf die Hüfte um über das Doppelte: Wiegen Sie beispielsweise etwa 70 Kilo, muss Ihr Hüftgelenk beim Gehen über 140 Kilo aushalten. Pro Tag kann das bedeuten, dass das Hüftgelenk mit diesem Gewicht etwa 10 000 Mal be- und entlastet wird. Diesen Druck müssen vor allem verschiedene Bereiche der starren, nicht beweglichen Hüftpfanne aushalten. Normalerweise ist das auch gar kein Problem. Denn die Natur hat vorgesorgt und das Hüftgelenk an den besonders beanspruchten Stellen mit einer entsprechend dickeren Knorpelschicht versehen, sodass diese »Ungerechtigkeit« wieder ausgeglichen wird. Erst dann, wenn das Gelenk zu stark abgenutzt ist oder zu wenig Gelenkschmiere gebildet wird, treten Beschwerden auf – zuerst natürlich an den Stellen, die am stärksten beansprucht werden.

Die Natur hat vorgesorgt

Alarmsignale

Plötzlich fällt das Aufstehen schwer, wenn man längere Zeit in einem gemütlichen Sessel gesessen hat, und das Treppensteigen wird mühsam. Ein derart zentrales Gelenk wie das der Hüfte macht sich natürlich in erster Linie durch Schmerzen bemerkbar, wenn etwas nicht stimmt. Dabei müssen die Beschwerden noch nicht einmal unmittelbar in der Hüfte zu spüren sein. Es kann durchaus vorkommen, dass Schmerzen in den Knien ihre Ursache im Hüftgelenk haben – ein Phänomen, das besonders häufig bei Kindern beobachtet wird.

Viele Menschen scheuen sich, gleich bei den ersten Anzeichen zum Arzt zu gehen, in der Hoffnung, was von alleine kam, würde auch von alleine wieder verschwinden. Das wird es aber ziemlich sicher nicht, im Gegenteil: Oft werden die Beschwerden immer schlimmer und die Behandlung dementsprechend aufwendiger. Und nicht nur das: Wer ständig unter Schmerzen leidet, zieht sich oft zurück, bewegt sich nur noch so wenig wie möglich. Das verschlimmert die Krankheit aber nur, deshalb sollte man den Arztbesuch nicht auf die lange Bank schieben. Nach einer eingehenden Untersuchung wird der Facharzt wissen, was genau im Argen liegt, und dann die erforderlichen Schritte in die Wege leiten – um

Nichts auf die lange Bank schieben

Schmerzen und Beschwerden wieder aus dem Leben seines Patienten zu verbannen.

Welche Hüfterkrankungen gibt es?

Schmerzt Ihre Hüfte oder ist sie in letzter Zeit unbeweglicher geworden? Dann sollten Sie die Ursache dafür abklären lassen. Denn solche Beschwerden können aus den unterschiedlichsten Gründen auftreten – manche davon sind angeboren und kommen erst nach Jahren zum Vorschein, andere entstehen erst im Laufe des Lebens. Die häufigsten sind:

Ursachen für Schmerzen

- Verschleiß des Gelenkknorpels, die sogenannte Arthrose
- angeborene oder anlagebedingte Formveränderungen des Hüftgelenkes
- Rheumatische Erkrankungen
- Unfälle, die zu Gelenkverletzungen führen, wie etwa ein Bruch des
- Schenkelhalses oder des Hüftkopfes
- Gelenkentzündungen
- Stoffwechselerkrankungen
- Beinlängendifferenzen, die unterschiedliche Ursachen haben können.

Selbsttest: Sind meine Gelenke gefährdet?

Es gibt verschiedene Signale, die anzeigen, ob das Risiko einer Erkrankung der Gelenke besteht. Dieser Test kann Ihnen wertvolle Hinweise liefern. Beant-

18

worten Sie einfach die folgenden Fragen ganz ehrlich mit »Ja« oder »Nein«:

Selbsttest

- Werden Ihre Gelenke im Alltag einseitig belastet oder müssen Sie oft knien?
- Sitzen Sie tagsüber viel – zum Beispiel am Schreibtisch oder im Auto – und haben Sie auch in Ihrer Freizeit nur sehr wenig Bewegung?
- Fühlen sich Ihre Gelenke morgens oder nach langem Sitzen steif an, wie »eingerostet«?
- Schmerzen Ihre Gelenke nachts oder wenn sie länger sitzen?
- Knirschen, krachen oder reiben Ihre Gelenke bei bestimmten Bewegungen?
- Betreiben Sie regelmäßig Ballsport wie Tennis, Squash, Hand- oder Fußball oder eine Extremsportart?
- Spüren Sie Witterungswechsel in den Gelenken, etwa bei nassem oder kaltem Wetter?
- War Ihr Gelenk schon einmal wärmer als sonst, nachdem Sie es belastet haben?
- Sind Ihre Gelenke schon einmal ohne erkennbaren Grund angeschwollen?
- Gibt es in Ihrer Familie angeborene Fehlhaltungen oder Erkrankungen der Gelenke?
- Leiden Sie an einer Beinfehlstellung?
- Haben Sie Übergewicht?
- Essen Sie viel Fleisch und Wurst?
- Trinken Sie regelmäßig Alkohol?

Auswertung:
Wenn Sie mehr als vier dieser Fragen mit »Ja« beant-
wortet haben, sollten Sie von einem erhöhten Risiko
für eine Gelenkerkrankung ausgehen. In jedem Fall
ist es ratsam, dass Sie Ihre Hüftgelenke von einem
Arzt untersuchen lassen.

Lieber zum Arzt – erste Anhaltspunkte

Gerade wenn Schmerzen nur gelegentlich auftreten
– etwa bei bestimmten Bewegungen oder anhaltenden Belastungen – neigt man dazu, das als lästiges
»Zipperlein« abzutun. Natürlich können diese Symptome eine Vielzahl von eher harmlosen Ursachen
haben, sie können aber auch den Beginn einer
Gelenkerkrankung anzeigen. Vor allem, wenn das
Drehen der Hüfte schmerzt, sollten Sie hellhörig
werden. Genauso wie bei Beschwerden, die regelmäßig morgens beim Aufstehen und noch eine
Weile danach auftreten, den sogenannten Anlauf-
schmerzen. Viele Menschen reagieren auf solche
Schmerzen, indem sie eine Schonhaltung einnehmen, was die Beschwerden zumindest eine Weile
lang erträglicher werden lässt. Mit der Zeit führt das
jedoch zu einem leichten Hinken – ein Symptom,
das man bei sehr vielen Hüftpatienten beobachten
kann. Weitere Anzeichen einer möglichen Hüftgelenkserkrankung sind Druckschmerzen an der
Seite des Hüftgelenks und Schmerzen beim Abspreizen der Beine. Diese Beschwerden treten im
Laufe der Zeit immer häufiger auf und die schmerzfreien Momente dazwischen werden immer kürzer.

*Schonhaltung
führt zu Hinken*

20

So weit sollte man es allerdings erst gar nicht kommen lassen, sondern im Zweifelsfall unbedingt den Arzt aufsuchen.

Den richtigen Arzt finden

Fast jeder hat einen Hausarzt, dem er vertraut. Er wird auch bei akuten Beschwerden und Schmerzen meist als Erster aufgesucht und klärt zunächst einmal ab, welche Ursachen den Symptomen zugrunde liegen könnten. Erst dann wird er in der Regel an einen Facharzt – im Falle von Gelenksbeschwerden an einen Orthopäden – überweisen.

Vom Hausarzt zum Orthopäden

Der Orthopäde untersucht und behandelt Form- oder Funktionsfehler von Knochen, Gelenken, Muskeln und Sehnen – also des gesamten Stütz- und Bewegungsapparates. Außerdem kümmert er sich um die Rehabilitation seines Patienten nach der Behandlung. Wichtig ist die Orthopädie vor allem für Kinder, denn viele Störungen lassen sich in jungen Jahren wesentlich problemloser korrigieren als bei einem Erwachsenen. In der Regel wird der Orthopäde zuerst versuchen, eine Erkrankung so zu behandeln, dass der Patient nicht operiert werden muss. Wenn das allerdings nicht mehr möglich ist, wird er an eine entsprechende Klinik überweisen.

Normalerweise kann sich der Patient selbst aussuchen, von welchem Fachmediziner er untersucht und behandelt werden möchte. Häufig arbeiten Hausärzte jedoch bereits jahrelang mit bestimmten Fachkollegen zusammen, die sie ihren Patienten empfehlen. Speziell dann, wenn der Hausarzt in einem Ärztenetzwerk arbeitet, wird er bevorzugt an einen entsprechenden Kollegen überweisen. Für Sie als Patient hat das den Vorteil, dass Sie sich nicht selbst einen Orthopäden suchen müssen.

Gut vorbereitet ins Arztgespräch

Fühlen Sie sich oft ein wenig eingeschüchtert, wenn Sie erst einmal im Behandlungszimmer sitzen? Trauen Sie sich manchmal nicht nachzufragen, wenn Sie die Ausführungen des Arztes nicht so ganz verstanden haben? Haben Sie hinterher das ein oder andere vergessen oder fallen Ihnen dann Fragen ein, die Sie eigentlich hatten stellen wollen? Dann geht es Ihnen wie vielen anderen Patienten. Doch es gibt einen einfachen Trick gegen diese Unsicherheit: Schreiben Sie doch vor dem Arztbesuch ein paar Notizen und Fragen auf. So vergessen Sie nichts Wichtiges und fühlen sich besser auf das Gespräch mit dem Mediziner vorbereitet. Das verleiht Ihnen auch mehr Sicherheit, nachzufragen, wenn etwas unklar ist.

Ruhig nachfragen!

Aus der Praxis

Immer wieder bringen Hüftpatienten in der Sprechstunde ihre Angst vor Schmerzen zum Ausdruck sowie die Furcht, nach dem Einsatz eines künstlichen Hüftgelenkes mit einer Art Behinderung leben zu müssen. So verständlich diese Sorgen sind, so unbegründet sind sie auch: Sind die Wundschmerzen nach der Operation erst einmal abgeklungen, können die Patienten in der Regel nahezu vollständig beziehungsweise völlig beschwerdefrei wieder die Aktivitäten aufnehmen, die sie aufgrund ihrer Arthrose aufgeben mussten. Sie betrachten sich gewöhnlicherweise alles andere als »behindert« – ein guter Grund, dem Eingriff mit einer positiven Einstellung entgegenzusehen!

Scheuen Sie sich nicht, Ihren Arzt zu fragen, wenn Sie etwas nicht verstanden haben! Er möchte in der Regel auf Sie und auch auf mögliche Ängste eingehen. Je mehr Sie ihm mitteilen, desto leichter wird ihm das fallen.

Diese folgende Checkliste kann Ihnen dabei helfen, die Gedanken vor dem Arztbesuch ein wenig zu sortieren:

Checkliste für den Arztbesuch

- Schreiben Sie alle Fragen auf, die Ihnen in Bezug auf Ihre Beschwerden und die möglichen Ursachen auf den Nägeln brennen.
- Notieren Sie die Art Ihrer Beschwerden und auch, wann Sie sie zum ersten Mal wahrgenommen haben. Haben sich die Symptome im Laufe der Zeit verändert?
- Falls bereits Untersuchungen oder Behandlungen erfolgt sind, vermerken Sie, wann und wo. Der Arzt wird Sie bestimmt danach fragen.

Fragen und Gedanken sortieren

23

Arthrose auf dem Vormarsch

Was ist überhaupt Arthrose?

Wenn Sie unter Arthrose leiden, sind Sie nicht allein: Sie ist die mit Abstand häufigste Ursache für Erkrankungen des Hüftgelenkes bei Erwachsenen. Unter Arthrose versteht man den chronischen Verschleiß des Gelenkknorpels, der an allen Gelenken im Körper auftreten kann. Über 20 Millionen Menschen leiden alleine in Deutschland immer wieder unter Arthrosebeschwerden, ein Viertel von ihnen unter ständigen Schmerzen. Und da die Lebenserwartung immer weiter ansteigt, wird es in Zukunft noch mehr Arthrosepatienten geben. Doch entgegen der landläufigen Meinung ist Gelenkverschleiß längst keine reine Seniorenkrankheit mehr – auch wenn sie im Alter natürlich am häufigsten vorkommt. Schon Kinder und Jugendliche können unter Knorpelschäden leiden und die Zahl der jungen Patienten steigt. Der Hauptgrund ist sicherlich darin zu suchen, dass sich viele Kinder nicht mehr ausreichend bewegen, was dazu führt, dass nicht mehr ausreichend Gelenkschmiere produziert wird. Außerdem wird eine einseitige Belastung der Gelenke – beispielsweise durch ständiges Sitzen – nicht ausgeglichen.
Von allen Arthroseformen ist die des Hüftgelenkes,

Häufigste Ursache für Hüfterkrankungen

25

die sogenannte Koxarthrose, am dritthäufigsten. Sie entsteht in erster Linie durch lang anhaltende Über- oder Fehlbelastung, die das Gelenk langsam aber sicher zerstört. Da der Knorpel nicht nachwachsen kann, muss eine Koxarthrose so früh wie möglich behandelt werden, um die Schäden möglichst gering zu halten.

Das Gelenk aus der Balance

Das Hüftgelenk ist nicht zwangsläufig dem Verschleiß ausgeliefert. Es kann bei einem gesunden Menschen und unter guten Bedingungen ein Leben lang seinen Dienst verrichten. Sie selbst können einiges dazu beitragen, dass gesunde Gelenke auch gesund bleiben. Dazu gehört in erster Linie regelmäßige und gleich-

Bewegung hilft vorbeugen

mäßige Bewegung, denn nur auf diese Weise wird immer wieder neue Gelenkschmiere produziert und gleichmäßig verteilt, was eine im besten Sinne reibungslose Funktion garantiert. Auch ein Körpergewicht, das insbesondere die Hüften nicht zu stark belastet, ist von großem Vorteil.

Werden die Gelenke jedoch dauerhaft fehlbelastet oder überbeansprucht, nehmen sie im Laufe der Zeit Schaden. Wer sich nicht ausreichend bewegt, riskiert, an einer Arthrose zu erkranken. Natürlich muss sich niemand Sorgen machen, durch einen Urlaub im Liegestuhl oder durch einseitige Bewegungen beim Renovieren des Wohnzimmers sein Arthroserisiko erhöht zu haben. Solche kurzen »Ausrutscher« verzeiht ein gesundes Hüftgelenk in der Regel ohne Probleme. Vielmehr geht es um einseitige oder mangelnde Bewegung über längere Zeit hinweg. Sie legt – bereits in jungen Jahren – den Grundstein für den Verschleiß, der sich jahrelang relativ unbemerkt fortentwickeln kann und erst im Alter wirklich schmerzhaft wird.

Eine einseitige Belastung des Hüftgelenkes muss aber nicht zwangsläufig etwas mit der jeweiligen Lebenssituation zu tun haben. Stehen beispielsweise Gelenkkopf und -pfanne nicht optimal zueinander oder sind Teile des Gelenkes nicht richtig ausgebildet, wird das Gelenk überbeansprucht. Das Gleiche gilt im Falle von Fehlstellungen wie beispielsweise X-Beinen sowie bei einer zu schwachen Muskulatur, die das Gelenk umgibt.

Begünstigt wird Arthrose im Alter zusätzlich durch einen veränderten Stoffwechsel und einen mit der Zeit kleiner werdenden Gelenkspalt, der die Bewegungsfreiheit einschränken kann. Auch kann der Gelenkknorpel nicht mehr so viel Wasser speichern und wird schließlich poröser.

Eine schlechte Nachricht für Frauen: Sie sind wesentlich häufiger und schwerer von Arthrose betroffen als Männer. Da Frauen vor allem nach dem 50. Lebensjahr erkranken, könnte der Grund hierfür in der hormonellen Umstellung während der Wechseljahre liegen – endgültig bewiesen ist diese Vermutung jedoch noch nicht.

Frauen sind häufiger betroffen

Aus der Praxis

Viele Frauen werden es gar nicht gerne hören: Je höher die Absätze Ihrer Schuhe, desto schlechter für Ihre Gelenke. Gerade High Heels verändern die Belastung von Becken und Hüftgelenken stark und erhöhen so das Risiko, später an Arthrose zu erkranken. Natürlich bedeutet das kein ausschließliches Stöckelschuh-Verbot – im Alltag sollten Sie jedoch flacheren Absätzen den Vortritt lassen.

Knorpel verschleißen sich erst unbemerkt

Den beginnenden Verschleiß des Hüftgelenkes bemerkt man selbst in der Regel nicht. Zwar verliert der Gelenkknorpel an Elastizität und das Knorpelgewebe wird geschädigt. Doch das ist erst einmal nicht schmerzhaft, denn im Knorpel befinden sich keine Nerven, die auf diese Störungen reagieren könnten. Nur auf einem Röntgenbild kann der Arzt eine Arthrose im Frühstadium feststellen.

Das Röntgenbild gibt Aufschluss

Später sind Schmerzen erste Anzeichen, die sich aber nicht unbedingt genau lokalisieren lassen. Dann tut beispielsweise das Aufstehen am Morgen weh oder das Aussteigen aus dem Auto nach einer längeren Fahrt. Mancher glaubt, dass einfach die Muskeln schmerzen. Das kann daher rühren, dass man unbewusst eine schonende Haltung einnimmt, die dann tatsächlich zu Verspannungen und Muskelschmerzen führt.

Ist die Arthrose weiter fortgeschritten, werden die Schmerzen selbst ohne außergewöhnliche Belastung stärker und häufiger. Auch wenn das Bein vom Arzt bewegt wird, ohne dass man sich selbst anstrengen muss, tut das Arthrosepatienten in der

Regel weh. Darüber hinaus verhärten und verkürzen sich die Muskeln durch die anhaltenden Verspannungen. Das führt dazu, dass die Sehnen stärker am Knochen ziehen und sich dadurch wiederum der Druck auf die Gelenke erhöht.

Verspürt man bereits im Ruhezustand ständig Schmerzen und ist die Bewegungsfreiheit der Hüfte deutlich eingeschränkt, ist die Arthrose schon weit fortgeschritten. Die Beschwerden rühren dann daher, dass die Struktur des Gelenkes arg in Mitleidenschaft gezogen wurde und die Muskulatur stark verkürzt ist. Häufig sind die Gelenke außerdem entzündet und geschwollen. All das hat zur Folge, dass die Betroffenen ständig eine unnatürliche Schonhaltung einnehmen – was die Situation nur noch verschlimmert, denn je weniger ein Gelenk bewegt wird, desto schneller versteift es. Solche Symptome sind also ein deutliches Zeichen, dass es längst höchste Zeit ist, einen Arzt aufzusuchen!

Höchste Zeit, zum Arzt zu gehen

Entscheidende Hinweise auf Arthrose

- Schmerzen, die besonders in folgenden Situationen auftreten:
  - beim Beginn einer Bewegung
  - im Ruhezustand
  - beim Treppensteigen
  - nach längerem Laufen
- Muskelverspannungen
- Einschränkung der Bewegungsfreiheit
- Steifheit des Gelenkes
- Schwellungen
- Gelenkerguss

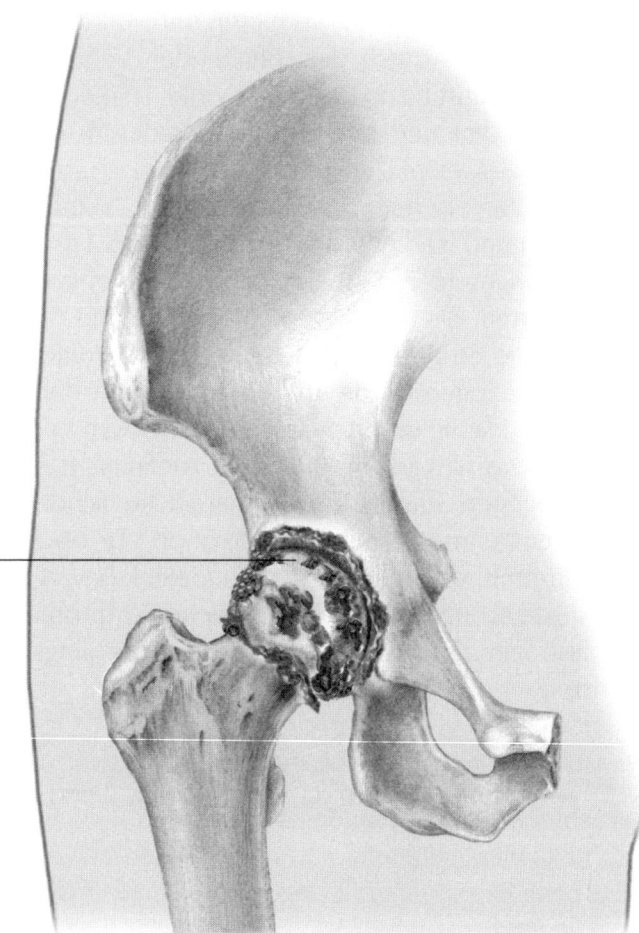

Geschädigter
Knorpel

Bei einer Arthrose verdichtet und verhärtet sich der Gelenkkno-
chen, auf dem der Knorpel aufliegt. Da dieser geschädigt ist, erhöht sich die Belastung auf die einzelnen Gelenkteile. Um diese
Belastung auszugleichen, versucht der Körper nun, die Fläche des
Gelenkes zu vergrößern. Dabei bilden sich an den Rändern wulst-
artige Knochenvorsprünge, die die Form des Gelenkes verändern
und Entzündungen hervorrufen können. Die Folge: Der Knorpel
wird rissig und nutzt sich immer weiter ab.

30

Wie der Arzt Arthrose erkennt

Um eine Arthrose einwandfrei feststellen zu können, ist eine Röntgenuntersuchung notwendig. Diese Diagnoseform ist absolut schmerzfrei und auch die Strahlenbelastung wird als unbedenklich angesehen – sie ist im Vergleich zur natürlichen Strahlung, der man das ganze Jahr über ausgesetzt ist, sehr gering. Dennoch wird der Körper mit jeder Untersuchung zusätzlich belastet, weshalb der Arzt Vor- und Nachteile des Röntgens gegeneinander abwägen wird. Besteht der Verdacht auf einen Gelenkverschleiß, liegt der Vorteil einer solchen Untersuchung klar auf der Hand: Auf den Bildern kann der Arzt erkennen, ob das Gelenk normal oder verändert ist. Aufschluss gibt dabei in erster Linie der Gelenkspalt. Bei einem gesunden Gelenk ist er glatt und gleichmäßig. Je mehr der Knorpel durch eine Arthrose verschlissen ist, desto kleiner wird der Spalt, bis er schließlich ganz verschwindet.

Der Gelenkspalt gibt Aufschluss

Je nach Krankheitsbild und -verlauf können weitere Untersuchungen sinnvoll und nötig sein:

- Sonografie und Kernspintomografie machen Muskeln, Sehnen und Bänder sichtbar und geben Aufschluss über deren Zustand.
- Eine Computertomografie zeigt dem Arzt, wie sehr der Knochen bereits verändert ist.
- Die Untersuchung von Blut und Urin wird in der Regel dann vorgenommen, wenn die Arthrose im Zuge einer entzündlichen Erkrankung auftritt. Dies ist beispielsweise bei Rheuma häufiger der Fall.

Aus all diesen Untersuchungen ergibt sich für den Arzt schließlich ein klares Bild vom Zustand des Hüftgelenkes, von dem er dann die nächsten Behandlungsschritte ableitet.

Schmerzen lindern und den Verschleiß ausbremsen

Gleich vorneweg: Eine Arthrose kann nie vollständig geheilt, ein ganz oder teilweise durch Verschleiß zerstörtes Gelenk nie mehr in seinen ursprünglichen Zustand zurückversetzt werden. Jede Behandlung hat deshalb zum Ziel, Ihre Schmerzen zu lindern, Ihnen so viel Bewegungsfreiheit wie möglich zurückzugeben und das Fortschreiten der Arthrose zu verlangsamen. Welche der zur Verfügung stehenden Therapien der Arzt Ihnen empfiehlt, richtet sich sowohl nach dem Stadium und dem Ausmaß des Verschleißes, aber auch nach Ihrem Alter und Ihrer allgemeinen körperlichen Verfassung. Für eine Arthrosebehandlung kommen in Betracht:

Die Therapie richtet sich nach dem Stadium der Erkrankung

- Eine konservative Therapie – dazu zählen die physikalische Therapie, die Behandlung mit Medikamenten sowie der Einsatz orthopädischer Hilfsmittel.
- Eine Operation – hier gibt es verschiedene Möglichkeiten, vom gelenkerhaltenden Eingriff bis zum Einsetzen eines kompletten künstlichen Hüftgelenkes.

Welche dieser Therapien in Ihrem speziellen Fall sinnvoll ist, wird der Arzt mit Ihnen nach einer eingehenden Diagnose besprechen. Er wird erklären, wie die Behandlung im Einzelnen abläuft und was Sie selbst zu deren Erfolg beitragen können. Das könnte beispielsweise eine Ernährungsumstellung sein, um eventuelles Übergewicht abzubauen, oder die Auswahl einer geeigneten Sportart. Denn Sport, der die Gelenke stark belastet, etwa Squash oder Jogging, kann eine Arthrose noch zusätzlich beschleunigen. Ausgleichende Bewegung dagegen hilft, den Knorpel zu ernähren und so den Verschleiß einzuschränken.

Sport belastet die Gelenke zusätzlich

Wichtig ist in diesem Zusammenhang auch der Beruf: Müssen Sie den ganzen Tag am Schreibtisch sitzen oder verrichten Sie schwere körperliche Arbeit? Gemeinsam mit dem Arzt können Sie die belastenden Faktoren des Alltags beleuchten und Strategien entwickeln, wie Sie diese ausschalten oder abmildern können. In jedem Fall sollten Sie offen ansprechen, wenn Sie bestimmte Dinge nicht nachvollziehen können oder wenn Ihnen etwas – zum Beispiel die Aussicht auf eine Operation – ein ungutes Gefühl bereitet. Nur so hat der Arzt die Möglichkeit, auf Ihre Fragen und Sorgen einzugehen.

Manchmal funktioniert es: konservative Methoden

In einigen Fällen lässt sich eine Operation des angegriffenen Gelenkes umgehen oder zumindest hinauszögern. Ist bei Ihnen beispielsweise Arthrose in einem sehr frühen Stadium festgestellt worden, kann durchaus auf eine der sogenannten konservativen Behandlungsmethoden zurückgegriffen werden.

33

Aus eigener Erfahrung:
Eine Patientin berichtet

Dass es möglich ist, eine Operation hinauszuzögern oder eventuell sogar ganz zu verhindern, zeigt das Beispiel von Christiane. Die 47-Jährige kam mit einer angeborenen beidseitigen Hüftdysplasie und zusätzlichem Oberschenkelsteilstand zur Welt. Bemerkt hat das allerdings lange Zeit niemand. »Hätte es damals schon Neugeborenen-Screenings gegeben, hätte man die Fehlstellungen sofort behandeln können«, sagt die Patientin heute. So aber machte sich niemand Gedanken, auch als Christiane im Ballettunterricht Schwierigkeiten hatte, die Beine zur Seite zu spreizen. »Auch mit dem Spagat hatte ich Probleme«, erinnert sie sich. Mit 20 Jahren spürte sie eine Zeit lang ein Reißen in der Leistengegend, doch das war irgendwann wieder vorbei, also sparte sie sich den Weg zum Arzt. Erst als vor drei Jahren plötzlich Schmerzen beim Joggen auftraten, ließ sie sich untersuchen und erfuhr, dass sie dringend etwas für ihre Hüften tun musste. Zumal der Arzt auch eine beginnende Arthrose feststellte. »Eine Operation kam erst einmal nicht infrage und ich hoffe, dass ich sie auch nicht nötig haben werde«, sagt Christiane. Dazu beitragen soll unter anderem eine manuelle Therapie. »Durch die Behandlung wird mein Gelenkspalt geweitet. Außerdem hat mir der Therapeut Übungen gezeigt, die ich auch zu Hause mithilfe meines Partners trainieren kann. Das hat bisher wirklich gut geholfen.« Darüber hinaus achtet die Patientin darauf, ihren Alltag möglichst hüftfreundlich zu gestalten: »Ich trage nur Schuhe mit flachen Pufferabsätzen und versuche, nicht schwer zu heben.

Niemand erkannte die Fehlstellung

Außerdem habe ich mir eine neue Matratze zuge-
legt, die zwar stabil, aber etwas weicher ist. Seitdem
wache ich morgens nicht mehr mit Hüftschmerzen
auf.« Bewegung gehört natürlich auch dazu: »Fahrradfahren ist optimal, weil es die Hüften fixiert und
gleichzeitig die Beine trainiert. Und im Fitnessstudio
trainiere ich regelmäßig meine Beinmuskulatur.«   *Fahrradfahren*
Schade findet sie allerdings, dass sie nicht mehr   *ist optimal*
Tischtennis spielen kann – das hat ihr immer viel
Spaß gemacht, ist aber schädlich für die Hüften.
Auch beim Tanzen muss sie sich zurückhalten, denn
gerade bei schnelleren Schrittfolgen bestrafen sie
die Gelenke mit Schmerzen. Was sie nicht davon
abhält, doch ab und zu richtig abzutanzen, dann
aber lieber Freestyle: »Da kann ich mich so bewegen, dass meine Hüften nichts dagegen haben!«

Physikalische Therapie
Eine Physiotherapie kann helfen, Ihre Beschwerden
zu lindern und Ihnen wieder mehr Bewegungsfreiheit schenken. Sie kann auch dazu dienen, eine
Operation hinauszuzögern. Natürlich wird jede Behandlung speziell Ihren Bedürfnissen angepasst, im
Folgenden finden Sie aber schon einmal ein Überblick über die wichtigsten Formen der physikali-
schen Therapie bei einer Hüftgelenksarthrose:

Krankengymnastik
Mit gezielten Übungen und einem auf den Patienten
abgestimmten moderaten Krafttraining können die
Muskeln, die durch eine lang andauernde unnatürliche Schonhaltung verspannt und verkürzt sind,

35

unter fachkundiger Anleitung wieder gestärkt werden. So kann das Gelenk zumindest von außen wieder stabilisiert werden. Außerdem wird versucht, das Gelenk durch Bewegungsübungen und Dehntechniken wieder beweglicher zu machen.

Medizinische Trainingstherapie
Mit dem Trainieren bestimmter Bewegungsabläufe soll das Gelenk aus seiner Starre befreit werden. Das wirkt sich auch positiv auf Kreislauf, Atmung, Nervensystem und Stoffwechsel aus. Diese ganzheitlichen Folgen für Körper und Konstitution sind das größte Unterscheidungsmerkmal zur Krankengymnastik. Oft wird die medizinische Trainingstherapie auch im Rahmen einer Rehabilitation nach der Operation angewendet.

Bewegungsabläufe trainieren

Ergotherapie
Eine Ergotherapie will in erster Linie erreichen, dass der Patient im Alltag selbstständig bleibt oder wieder wird. Dazu werden Bewegungsabläufe trainiert, die allgemeine Motorik und Stabilität verbessert und, falls nötig, die Verwendung spezieller Hilfsmittel geübt.

Elektrotherapie
Mithilfe verschiedener elektrischer Ströme können unterschiedliche Wirkungen erzielt werden. Zum einen können Schmerzen gelindert und die Durchblutung sowie der Stoffwechsel angeregt werden, zum anderen lässt sich die Muskulatur lockern und stimulieren.

Wärme- und Kältetherapie

Wärme- und Kältebehandlungen helfen in erster Linie, akute Schmerzen zu lindern und werden oft vor krankengymnastischen Übungen angewandt: Kurzes, lokales Behandeln mit Eis kann schmerzstillend und entzündungshemmend wirken und schmerzhafte Muskelverspannungen lindern. Durch die Kälte werden die Gefäße verengt und die Durchblutung der Haut verringert, was letztlich auch Entzündungen in diesem Bereich abbaut. Kälteanwendungen kommen nach Operationen, bei Verstauchungen, Prellungen oder Quetschungen zum Einsatz, aber auch bei entzündlichen oder verschleißbedingten Gelenkerkrankungen.

Schmerzen lindern

Je nach Dauer der Anwendung erreicht die Kälte die Haut, die darunterliegenden Gewebe, Muskeln oder Gelenke. Dafür werden Eisbeutel, die mit Eiswürfeln und etwas Wasser gefüllt sind, verwendet oder eiskalte Handtücher, die in Salzwasser getaucht und bei −18 °C eingefroren wurden.

Wärme kommt meist in Form von Fango- oder Moorerdepackungen, Bädern oder Wickeln zum Einsatz. Sie entspannt, fördert die Durchblutung und lindert insbesondere Muskelschmerzen.

Fango ist ein abgelagerter Mineralschlamm, dem Paraffine und Stabilisatoren zugesetzt sind. Die feste, kalte Masse wird meist in speziellen Öfen auf etwa 60–70 °C erhitzt und dann für rund 20 Minuten auf die entsprechende Körperpartie des Patienten gelegt. Gut für das allgemeine Wohlbefinden ist auch der Einsatz von Heißluft durch einen Wärmestrahler. Das fördert ebenfalls die Durchblutung und entspannt die Muskulatur. Deshalb wird Heißluft gerne zur Vorbereitung auf weitere physiotherapeutische Behandlungen eingesetzt.

Massagen und Bäder

Besonders den durch dauerhafte Schonhaltung ver-spannten und verhärteten Muskeln kommen Massagen und Bäder zugute. Sie lockern und werden idealerweise mit einer Bewegungstherapie kombiniert.

Das Gelenk entlasten Ein Bewegungsbad hilft der Muskulatur, sich zu entspannen und entlastet gleichzeitig das Hüftgelenk. Die Stärke der Griffe und der Druck, der durch die Hand des Masseurs ausgeübt wird, muss natürlich immer der Erkrankung und der körperlichen Verfassung des Patienten angepasst werden.

Aus der Praxis

Eine Massage soll vor allem eines: Ihnen gut-tun. Wenn Sie die Behandlung als unangenehm empfinden, sollten Sie das Ihrem Therapeuten unbedingt sagen! Denn wenn Sie die Zähne zusammenbeißen und sich verkrampfen, verfehlt die Massage ihre Wirkung und bewirkt eher das Gegenteil.

Manuelle Lymphdrainage

Manuelle Lymphdrainage und komplexe physikalische Entstauungstherapie sind spezielle Massageformen mit sehr sanften, streichenden Handgriffen, die die Lymphgefäße anregen sollen. Denn geschädigte Lymphgefäße können keine Flüssigkeit mehr abtransportieren und es kommt zu einem Rückstau von überflüssigem Gewebswasser und Eiweiß.

Das macht sich durch Schwellungen, sogenannten Lymphödemen, bemerkbar, die man ertasten, manchmal sogar auch sehen kann.

Schlingentisch
Der Schlingentisch ist eine Gerätekonstruktion, die zur schwerelosen Bewegung einzelner Körperteile dient. Dabei wird der Patient mithilfe von speziellen Seilzügen und Schlingen entlastet. Ziele einer Schlingentischtherapie sind:

Ziele einer Schlingentisch-therapie

- Entspannung, Entlastung, Schmerzlinderung
- gezielte Streckung
- Muskeldehnung
- Stabilisierung von Gelenken oder Wirbelsäulen-abschnitten
- Kräftigung geschwächter Muskulatur
- Trainingstherapie.

Diese Ziele werden durch verschiedene Übungen und Techniken erreicht, die für Patienten mit Arthrose im Hüftgelenk besonders gut geeignet sind.

Aus der Praxis

Bei besonders starken Schmerzen können Sie ausprobieren, ob Ihnen ein sogenanntes TENS-Gerät (Transkutane Elektrische Nerven-Stimulation) Linderung verschafft, eine Methode, die ursprünglich aus der Naturheilkunde stammt. Dabei werden elektrische Impulse erzeugt und mithilfe von Elektroden durch die Haut auf das Nervensystem übertragen. Der Reiz selbst ist nicht schmerzhaft, möglicherweise spürt man ein Kribbeln auf der Haut. Ziel dieser Therapie ist es, bestimmte Nervenbahnen so zu beeinflussen, dass die Schmerzweiterleitung zum Gehirn verringert oder verhindert wird. Man kann das Gerät sehr gut zu Hause anwenden, sollte sich die Handhabung aber erst von einem Arzt zeigen lassen. In manchen Fällen werden die Kosten für Miete oder Anschaffung eines solchen Gerätes auch von der Krankenkasse erstattet.

Behandlung mit Medikamenten

Unter den Medikamenten, die bei Gelenkverschleiß zum Einsatz kommen können, sollten Sie keine Wundermittel erwarten. Doch in bestimmten Fällen können geeignete Präparate zumindest die Schmerzen lindern, was es Ihnen erleichtert, Ihre Schonhaltung aufzugeben und sich regelmäßiger zu bewegen. Generell sollten Sie Medikamente gegen Arthrose aufgrund der oft zahlreichen Nebenwirkungen nie ohne Rücksprache mit Ihrem Arzt einnehmen.

Es gibt keine Wundermittel

Aus der Praxis

Medikamente, insbesondere Antirheumatika, können bei Arthrose auch miteinander kombiniert werden und so die Beschwerden lindern, was hilft, eine Operation um einige Zeit hinauszuzögern, selbst dann, wenn auf den Röntgenbildern bereits deutliche Veränderungen der Gelenke zu sehen sind, denn diese Befunde stimmen nicht immer mit den tatsächlich empfundenen Schmerzen überein. Allerdings sollte eine solche konservative Schmerzbehandlung nicht länger als maximal ein Jahr lang erfolgen. Ist dann noch immer keine Besserung des Gesamtzustandes eingetreten, ist eine Operation oft die einzige sinnvolle Lösung.

Antirheumatika

Insbesondere bei fortgeschrittener Arthrose werden sehr häufig sogenannte Antirheumatika verschrieben. Sie lindern sowohl die Schmerzen als auch Entzündungen des Gelenkes, können aber zahlreiche Nebenwirkungen haben. Wirksame Medikamente gegen Arthrosebeschwerden sind auch Acetylsalizylsäure, Ibuprofen, Diclofenac, Indometacin, Acemetacin und Naproxen.

Vorsicht vor Nebenwirkungen

Kortison

Ist das Gelenk entzündet, kann Kortison direkt in den Entzündungsherd gespritzt werden. Da dieser Wirkstoff jedoch den Knorpel schädigt, sollte eine solche Behandlung nur sehr selten und in akuten Fällen angewandt werden.

Hyaluronsäure

Hyaluronsäure wird direkt in das Gelenk gespritzt. Sie soll in erster Linie den Fluss der Gelenkschmiere verbessern und die Knorpelregeneration anregen. Die Behandlung mit Hyaluronsäure hat durchaus schon einige Erfolge erzielt, diese sind durch Studien jedoch noch nicht ausreichend nachgewiesen. Deshalb werden die Kosten einer solchen Therapie von den Krankenkassen nicht übernommen.

»Knorpelaufbauende« Medikamente

Es gibt eine Reihe von Medikamenten, die nach Informationen der Hersteller Gelenkknorpel aufbauen sollen, wie etwa Gelatine und Chondroprotektiva. Sie vermindern zwar in der Tat die vom eigenen Körper produzierten Reizstoffe, die dem vorhandenen Knorpel zusetzen, akut verschlissenen Knorpel können sie jedoch nicht wieder aufbauen. Zur Therapie von Arthrose sind sie also nur indirekt geeignet und tragen in erster Linie dazu bei, die Schmerzen, die durch den Verschleiß verursacht werden, zu lindern.

Gelatine baut zerschlissenen Knorpel nicht auf

Aus der Praxis

Seit sich herumgesprochen hat, dass Gummibärchen Gelatine enthalten, denken manche, sie könnten mit Naschen etwas für ihre Knochen tun. Leider ist dem aber nicht so, denn wenn man die empfohlene Tagesdosis an Gelatine von etwa zehn Gramm über Gummibärchen zu sich nimmt, isst man gleichzeitig auch jede Menge Zucker – sehr zum Leidwesen von Zähnen und Figur! Wenn Sie also zur Vorbeugung mehr Gelatine einnehmen möchten, sollten Sie lieber zu einem Nahrungsergänzungsmittel aus der Apotheke greifen.

Salben und Gele

Es gibt eine Vielzahl an Salben und Gelen gegen Gelenkbeschwerden. Auch wenn die Wirkstoffe nicht direkt auf das Gelenk wirken und der therapeutische Effekt dadurch nicht sehr hoch ist, lindern wärmende Salben sowie kühlende Gele die typischen Arthrosebeschwerden für eine gewisse Zeit.

Orthopädische Hilfsmittel

Mittlerweile gibt es zahlreiche Hilfsmittel, die insbesondere die Gelenke stützen und den jeweiligen Bedürfnissen der Patienten sehr gut angepasst werden können. Manch einer verzichtet zwar lieber darauf, um nicht »alt und gebrechlich« zu wirken, doch Eitelkeit oder Stolz sind hier die falschen Ratgeber. Gerade Menschen, die oft unter Schmerzen leiden, können diese Hilfsmittel gute Dienste leisten und ihnen wieder zu mehr Bewegungsfreiheit verhelfen. Scheuen Sie sich daher nicht, Ihren Arzt danach zu fragen und angebotene Hilfen im Alltag auch tatsächlich in Anspruch zu nehmen. In vielen Fällen übernimmt die Krankenkasse die Kosten für notwendige Hilfsmittel, manche können auch ausgeliehen werden. Wichtig ist, dass Sie sich bei der Anschaffung eingehend beraten und das betreffende Mittel genau auf Ihre eigenen Bedürfnisse einstellen lassen. Folgende orthopädische Hilfsmittel können für Sie als Arthrosepatienten besonders sinnvoll sein:

Nehmen Sie Hilfen in Anspruch

- Gehhilfen – wie Handstock, Unterarmgehstütze, Achselkrücke, Rollator oder Gehrahmen
- Orthopädische Schuhanfertigungen und Einlagen
- Orthesen (orthopädische Stützapparate)
- Spezielle Hilfsmittel – dazu zählen beispielsweise Arthrodesenkissen oder -stühle (Arthrodese nennt

man eine operative Gelenkversteifung), Toiletten-sitzerhöhungen, Duschrollstühle, Badewannen-lifter und Strumpfanzieher
- Stütz- und Kompressionsstrümpfe

Was man selber tun kann

Egal, für welche Therapie und für welche Art von Hilfsmitteln Sie sich letztendlich entscheiden – Sie als Patient können ebenfalls aktiv etwas gegen Ihre Schmerzen und für mehr Bewegungsfreiheit unternehmen! Es ist das Wichtigste, dass Sie in Bewegung bleiben – oder wieder in Bewegung kommen, vorausgesetzt, das Gelenk ist nicht entzündet. Denn nur auf diese Weise können Sie Schlimmeres verhindern und Ihrer Hüfte nachhaltig etwas Gutes tun. Das ist natürlich leichter gesagt als getan, wenn jede Aktivität schmerzt und man das Bein kaum noch bewegen kann. Hier einige Tipps, mit denen Sie die Arthrosebehandlung sanft, aber wirksam unterstützen können:

Bleiben Sie aktiv!

- Legen Sie öfter mal eine Wärmflasche oder ein Heizkissen auf das Gelenk. Noch besser sind fertige Fango-Paraffin-Packungen, die eine Temperatur von mehr als 50 °C länger als 30 Minuten halten. Wer nur leichte Beschwerden hat, sollte die Hüfte mit Angora-Unterwäsche wärmen.
- Versuchen Sie nicht, etwas zu erzwingen. Gerade morgens nach dem Aufstehen sollten Sie es ruhig angehen lassen, bis sie den Anlaufschmerz überwunden haben. Gönnen Sie der Hüfte aber auch tagsüber immer wieder einmal eine Pause. Wenn möglich, vermeiden Sie einseitige Belastungen.

- Auch wenn es vielleicht schwerfällt, sollten Sie sich jeden Tag mindestens eine halbe Stunde gezielt bewegen. Am besten geeignet sind Radfahren oder Schwimmen im Kraulstil, weil Ihre Gelenke dabei nicht so sehr beansprucht werden. Ansonsten ist auch Walken oder Laufen auf möglichst weichem Boden, beispielsweise im Wald, empfehlenswert.

- Üben Sie jeden Tag mehrmals zehn Minuten lang Auspendelbewegungen, das hält die Gelenke beweglich. Falls nur ein Hüftgelenk betroffen ist, können Sie folgende Übung ausprobieren: mit dem gesunden Bein quer auf eine Treppenstufe stellen und das andere Bein mehrmals locker hin- und herschwingen.

Tipps zur Unterstützung der Arthrosebehandlung

Der Kneipp'sche Schenkelguss

Ein bewährtes Mittel, das die Beschwerden einer Hüftgelenksarthrose zu lindern hilft, ist der Kneipp'sche Schenkelguss. Er ist nicht nur sehr wohltuend, sondern stärkt auch die Gefäße. Sie können ihn – am besten nach Rücksprache mit Ihrem Arzt – auch zu Hause anwenden:

- Eine rutschfeste Unterlage in die Bade- oder Duschwanne legen und den Duschkopf abschrauben.
- Den warmen Wasserstrahl von etwa 36–38 °C auf den rechten Fuß richten. An der Außen- und Rückseite langsam vom Unter- über den Oberschenkel zum Gesäß und dann von dort auf der Bein-Innenseite zum Fuß zurück gießen. Diesen Ablauf am linken Bein wiederholen.

- Anschließend diese Prozedur mit kaltem Wasser zwischen 16–18 °C wiederholen, allerdings schneller, damit man nicht friert.
- Diese Abfolge noch ein bis zwei Mal wiederholen und mit einem kalten Guss abschließen.

Oft die einzige Lösung: operative Methoden

Die Hüftoperation – ein Routineeingriff

In vielen Fällen kommt man mit einer Hüftgelenksarthrose an einer Operation nicht vorbei. Denn wenn sich das Gelenk durch Schmerzen bemerkbar macht, ist der Verschleiß meist schon weit fortgeschritten, eine konservative Therapie kann dann weder Linderung bringen noch die Arthrose verlangsamen. Doch was sich im ersten Moment ein wenig bedrohlich anhört, ist für die Medizin mittlerweile Routine. Die Hüftoperation zählt heute zu den häufigsten orthopädischen Eingriffen, ihre Methoden werden ständig weiterentwickelt und verbessert. Nicht immer ist es nötig, das kranke Gelenk durch eine Prothese zu ersetzen – und selbst wenn ein Ersatz unausweichlich ist, gibt es auch hier verschiedene Möglichkeiten. Welche Behandlung die sinnvollste ist, wird der Arzt in Ruhe mit Ihnen besprechen und Sie über die weiteren Schritte aufklären.

46

Aus eigener Erfahrung:
Eine Patientin berichtet

Dass sich eine Hüftoperation auch im Alter noch lohnt, davon ist die 81-jährige Martha überzeugt. Sie bekam vor einem Dreivierteljahr eine Totalendoprothese in die linke Hüfte eingesetzt und steht nun kurz vor der Operation des rechten Beines.

Martha kam mit einer angeborenen Fehlstellung beider Hüften zur Welt, was damals aber noch nicht sofort bemerkt wurde. »Erst als ich als Baby gar keine Anstalten machte, mich zu bewegen, nicht krabbeln oder aufstehen wollte, machten sich meine Eltern Sorgen und ließen mich untersuchen«, erzählt die Patientin. Nach der monatelangen Behandlung lernte sie schließlich ganz normal laufen und lebte ohne weitere Beschwerden. Bis sich vor etwa zwei Jahren ihr linkes Knie bemerkbar machte. Anfangs dachte sie sich noch nichts dabei, aber schließlich fiel ihr das Laufen immer schwerer, die Schmerzen nahmen zu. »Eine Freundin hat mich auf einen Vortrag über Gelenkerkrankungen aufmerksam gemacht, der im Krankenhaus angeboten wurde. Den haben wir dann gemeinsam besucht und mir wurde schnell klar, dass ich etwas unternehmen muss.« Martha vereinbarte noch an diesem Tag einen Termin mit dem dortigen Gelenkspezialisten. Eine richtige Entscheidung, denn bei der anschließenden Untersuchung stellte sich heraus, dass das Gelenk nicht mehr zu retten war. Das Hüftgelenk wohlgemerkt, denn das Knie war völlig in Ordnung. »Der Arzt hat mir erklärt, dass Knieschmerzen gar nicht so selten sind bei Menschen, die eigentlich an Arthrose im Hüftgelenk leiden.« Zwei Monate später war es so weit, die

Das Laufen fiel der Patientin immer schwerer

47

Operation stand vor der Tür. Die Patientin erinnert sich: »Ich hatte schon Angst. Eigentlich nicht so sehr vor dem Eingriff an sich als vor der Narkose. Es war ja auch meine erste Operation! Der Arzt hat mich aber beruhigt und mir erklärt, wie sicher die heutigen Narkosen sind. Außerdem hat es mir geholfen, dass ich kurz vorher ein Beruhigungsmittel bekam. Als es so weit war, war ich vollkommen gelassen und bin einfach eingeschlafen.«

Während der Operation erkannte der Arzt, wie wichtig der Eingriff tatsächlich war – das Hüftgelenk war völlig zerstört. Martha erhielt eine zementierte Totalendoprothese, doch dank des minimal-invasiven Verfahrens wurden ihre Muskeln so weit geschont, dass sie bereits einen Tag später mit Gehhilfen laufen konnte. »In der Nacht nach der Operation war mir zwar ein bisschen übel, aber am nächsten Morgen ging es mir wieder richtig gut«, freut sich Martha. Und hat sich der Eingriff gelohnt? »Auf jeden Fall«, bestätigt die Patientin. Heute ist sie wieder ohne Gehhilfen unterwegs, erledigt ihre Einkäufe selbstständig und kann an allen Freizeitaktivitäten ihres großen Bekanntenkreises teilnehmen – ohne Schmerzen.

Das Gelenk war völlig zerstört

Allerdings wird sie nun einige Wochen pausieren müssen, denn sie sieht ihrer zweiten Hüftoperation entgegen. Schon kurz nach dem ersten Eingriff stand fest, dass auch das rechte Hüftgelenk nicht mehr zu retten ist. Martha nimmt es gelassen, denn nach ihren positiven Erfahrungen hat sie nun auch weniger Angst vor der Narkose. »Ich kann anderen Menschen nur raten, eine solche Operation nicht vor sich herzuschieben«, sagt sie heute. »Und man sollte auch die anschließende Rehabilitation ernst nehmen. Dort bekommt man alles Wichtige gezeigt und erhält sehr nützliche Tipps für die Zeit zu Hause. Ich zum Beispiel mache abends beim Fernsehen gerne ein paar Übungen, die mir der Therapeut in der Reha gezeigt hat. Und ich achte seitdem auch viel mehr auf meine Körperhaltung beim Sitzen und Laufen.«

Die Reha ernst nehmen

Wann ist eine Operation sinnvoll und notwendig?

Ob ein chirurgischer Eingriff ratsam ist oder nicht, hängt immer vom Einzelfall ab. Ausschlaggebend ist nicht nur die Art der Erkrankung und die Frage, wie weit diese bereits fortgeschritten ist. Auch Alter und Konstitution des Patienten spielen eine Rolle. Da Hüftoperationen jedoch in den allermeisten Fällen problemlos und ohne Komplikationen verlaufen, können sie auch vielen älteren Patienten wieder zu neuer Lebensqualität verhelfen.

Rund 200 000 Menschen erhalten jedes Jahr in Deutschland ein künstliches Hüftgelenk – Tendenz steigend. Das hat seinen Grund: Die meisten Patienten leben nach dem Eingriff und der sich anschließenden Rehabilitation so gut wie schmerzfrei, können sich wieder normal bewegen und oft sogar ungehindert Sport treiben.

Nach der OP so gut wie schmerzfrei

Der Arzt wird in der Regel zu einer Prothese raten, wenn das Gelenk bereits stark zerstört ist und andere Therapien keine Besserung versprechen. Meist leidet der Patient dann unter starken Schmerzen und seine Bewegungsfreiheit ist erheblich eingeschränkt.

49

Ursache können sowohl eine fortgeschritten Arthrose, aber auch angeborene Fehlbildungen, Entzündungen oder Verletzungen – wie beispielsweise ein Schenkelhalsbruch – sein.

In manchen Fällen kann aber auch eine Gelenkspiegelung, eine sogenannte Arthroskopie, die Lebensqualität des Patienten erheblich verbessern, ohne dass ein neues Gelenk eingesetzt werden muss. Dies ist besonders dann der Fall, wenn eine Arthrose noch nicht allzu weit fortgeschritten ist.

Altersunterschiede

Veränderte Lebensgewohnheiten führen dazu, dass Arthrose längst keine ausschließliche »Senioren-Krankheit« mehr ist. Viele Menschen bewegen sich schon in jungen Jahren kaum noch, sitzen überwiegend am Schreibtisch, vor dem Computer, im Auto oder auf dem Sofa. Die Folge: Die Gelenke produzieren zu wenig Gelenkschmiere, trocknen förmlich aus und werden porös. In anderen Fällen werden die Gelenke durch übertriebenes, einseitiges Training beim Sport über- und fehlbelastet. Oft treten die Beschwerden dann um das 30. Lebensjahr zum ersten Mal auf.

Keine »Senioren-Krankheit«

Manchmal kann eine gelenkschonende Bewegungstherapie sowie eine Umstellung der Lebensgewohnheiten helfen, die Arthrose zu bremsen. Eventuell ist auch eine Operation möglich, mit der das Gelenk erhalten werden kann. Häufig ist dieses aber bereits so geschädigt, dass es ersetzt werden muss.

Je jünger der Patient ist, desto stärker sollte man beachten, dass die überwiegende Mehrzahl der künstlichen Hüftgelenke im Durchschnitt mehr als 15 Jahre lang hält – nur ein geringer Anteil muss bis dahin ausgetauscht werden. Wegen der noch langen Lebensspanne werden jungen Menschen zunächst unzementierte Prothesen empfohlen. Auf diese Weise wird der Knochen geschont und er kann sich um das künstliche Gelenk herum neu bilden. Meist wird dann bei späteren Operationen auf eine zementierte Prothese zurückgegriffen.

Das Gelenk erhalten oder ersetzen?

Muss das Hüftgelenk operiert werden, stehen zwei grundsätzliche Möglichkeiten zur Auswahl: zum einen ein gelenkerhaltender Eingriff und zum anderen der Einsatz eines künstlichen Hüftgelenkes. Welche der beiden Techniken die geeignete ist, entscheidet der Arzt nach bestimmten Richtlinien. Dabei muss er verschiedene Kriterien berücksichtigen, die sowohl Art, Ursache und Stadium der Krankheit als auch die konkrete Lebenssituation seines Patienten betreffen. Zusätzlich spielen natürlich bei der Hüft-OP die Schmerzen, das Alter, die allgemeine Verfassung des Patienten sowie eventuelle Begleiterkrankungen eine Rolle. Wichtig ist in diesem Zusammenhang auch, ob der Betroffene ein Verständnis für seine Erkrankung entwickelt hat und die Therapie im Rahmen seiner Möglichkeiten unterstützt.

Verschiedene Methoden stehen bei der Hüft-OP zur Wahl

Gelenkerhaltende Techniken – Athroskopie und Osteotomie

Nicht immer muss aufgrund einer Arthrose gleich das Hüftgelenk ausgetauscht werden. Es gibt Operationstechniken, mit deren Hilfe man das Gelenk, beziehungsweise Teile davon, wieder so herstellt, dass der Verschleiß des Knorpels langfristig verlangsamt wird. Vor allem im Frühstadium einer Arthrose kann ein solches Verfahren sinnvoll und eine echte Alternative zur Prothese sein.

Arthroskopie

Mit einer Gelenkspiegelung, der sogenannten Arthroskopie, kann das Gelenk sowohl untersucht als auch behandelt werden. Unter Teil- oder Vollnarkose wird ein schmales Spiegelungsinstrument durch eine kleine Öffnung in der Gelenkkapsel in das Hüftgelenk geschoben. Dieses liefert dem Arzt Bilder von Knochen, Knorpel und Bändern. Gleichzeitig werden durch weitere kleine Öffnungen Arbeitsinstrumente eingeführt, mit deren Hilfe zum Beispiel die Beschaffenheit des Gewebes ertastet werden kann. Auch kann der Arzt auf diese Weise freie Knorpelstücke entfernen, aufgerauten Knorpel glätten oder knorpelfreie Stellen am Knochen bearbeiten.

Untersuchen und gleichzeitig behandeln

Sinnvoll ist eine Arthroskopie vor allem dann, wenn im Übergangsbereich von Schenkelhals zum Hüftkopf Wucherungen am Knochen entstanden sind; auch wenn der Randwulst der Hüftpfanne, die sogenannte Gelenklippe, abgerissen ist, kann er bei einem arthroskopischen Eingriff wieder angeheftet werden.

Häufig ist der Patient nach einer solchen Behandlung von den Schmerzen, die der deformierte Knorpel oder Auswulstungen am Knochen verursacht haben, befreit und kann sich wieder normal bewegen.

52

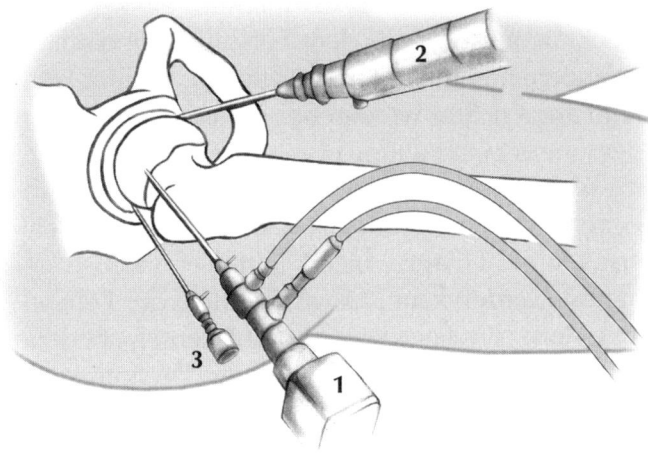

Hüftarthroskopie
Arthroskopische
Abtragung des
defekten Anteils
der vorderen
Gelenklippe

1 *Arthroskop (Optik
mit Kamera)*
2 *Spezialinstrument
(Shaver)*
3 *Hinterer Zugang*

Wichtig ist dabei besonders, dass der Betroffene das Bein wieder nach innen drehen kann – eine der Grundvoraussetzungen dafür, ein Fortschreiten der Arthrose durch regelmäßige Bewegung zu verzögern.

Osteotomie
Eine andere Möglichkeit das Gelenk zu erhalten, bietet die Osteotomie. Sie wird dann angewandt, wenn bestimmte Bereiche des Gelenkes aufgrund von Knorpelveränderungen punktuell sehr stark belastet werden, was dem Patienten große Schmerzen verursacht und den Knorpel noch schneller verschleißt. Während der Operation richtet der Arzt den Hüftkopf so in die Gelenkpfanne ein, dass sich der Druck bei künftiger Belastung wieder auf eine größere Gelenkfläche von Hüftkopf und -pfanne verteilt. Auf diese Weise kann ein weiterer Knorpelverlust zumindest gebremst werden. Um dieses Ziel

zu erreichen, muss der Arzt meistens ein keilförmiges Knochenstück aus dem hüftnahen Oberschenkelknochen entnehmen. Je nachdem, wie der Hüftkopf ausgerichtet werden muss, wird das Stück aus der inneren (Varisationsosteotomie) oder der äußeren (Valgisationsosteotomie) Seite des Knochens abgetrennt. Auch wenn auf diese Weise das Gelenk erst einmal erhalten bleibt und die Arthrose gebremst werden kann, hängt der Erfolg der Behandlung stark vom Engagement des Patienten ab, denn nach der Operation ist eine intensive Physiotherapie notwendig. Der Eingriff hat darüber hinaus zur Folge, dass ein Bein danach verkürzt ist, was zusätzlich durch orthopädische Hilfsmittel ausgeglichen werden muss.

Osteotomie

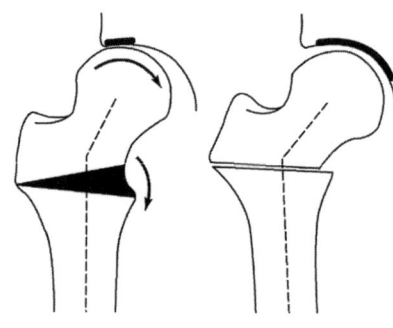

Varisationsosteotomie

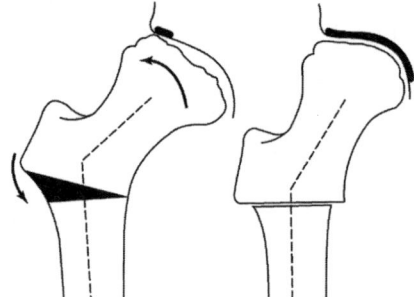

Valgisationsosteotomie

Das künstliche Hüftgelenk

Der Einsatz eines künstlichen Hüftgelenkes ist inzwischen eine Routineoperation, vor der Sie sich nicht fürchten müssen – auch wenn es vielleicht erst einmal seltsam ist, sich vorzustellen, künftig mit einer Prothese zu leben. Die meisten Patienten spüren das neue Gelenk überhaupt nicht. Hochwertigste Materialien aus Titan, Kobalt und Chrom sowie Keramik und verschleißresistenten Kunststoffen sorgen dafür, dass die Prothesen sehr gut verträglich sind und sämtlichen Belastungen des Alltags standhalten.

Seit den ersten kompletten Implantaten Anfang der 60er-Jahre ist die Entwicklung natürlich nicht stehen geblieben, wovon die Patienten heute profitieren: Die Operation, an die sich immer eine Rehabilitation anschließen sollte, verläuft in der Regel ohne Komplikationen. Natürlich bestehen bei einem Eingriff – wie bei jeder Operation – allgemeine Gesundheitsrisiken. Ihnen kann man aber bereits im Vorfeld vorbeugen. Mögliche, wenn auch nur selten auftretende Komplikationen sind: Wundheilungsstörungen, Hämatome (Blutergüsse), Thrombose, Embolie, Gefäß- und Nervenverletzungen. Möglicherweise kann ein Beinlängenunterschied auftreten, der anschließend meist schuhtechnisch ausgeglichen werden kann. Infolge der Operation kann es in seltenen Fällen zu Knochenbrüchen und Lockerung der Prothese sowie Verknöcherungen kommen.

Gegen diese möglichen Risiken steht klar der Vorteil eines solchen Eingriffes: Sie können sich danach wieder schmerzfrei bewegen und haben in der Regel für die nächsten 15 bis 20 Jahre keine neue

Komplikationen sind sehr selten

55

Operation zu erwarten – so lange hält die überwiegende Anzahl der Hüftprothesen im Durchschnitt. Nach dieser Zeit kann sich das Implantat jedoch beispielsweise lockern, sodass es durch ein neues ersetzt werden muss. Dabei wird der Knochen neu bearbeitet, um die Prothese optimal einpassen zu können, was bedeutet, dass bei jedem Eingriff eine gewisse Substanz verloren geht. Man kann eine Prothese also nicht beliebig oft austauschen.

Die Prothesen-Typen

Der Arzt wählt das geeignete Implantat

Muss ein Gelenk aufgrund von Arthrose ersetzt werden, wird heute immer das gesamte Hüftgelenk ersetzt. Dabei handelt es sich um eine sogenannte Totalendoprothese. »Total« nennt man sie, weil mit dem Eingriff das Gelenk vollkommen erneuert wird. Das mag zwar radikal klingen, doch eine solche Prothese ist oft die einzige Möglichkeit, dem Patienten seine Bewegungsfreiheit zurückzugeben. Abhängig von verschiedenen Faktoren wird der Arzt einen geeigneten Prothesen-Typ auswählen.
Für das Einsetzen des künstlichen Gelenkes gibt es drei verschiedene klassische Verfahren. Sie sind gekennzeichnet durch die Art und Weise, auf die das Implantat im körpereigenen Knochen verankert wird und unterscheiden sich in zementierte und zementfreie Prothesen sowie Hybridprothesen, einer Mischung aus beiden Verfahren. Auf welche dieser drei Methoden der Arzt zurückgreift, hängt von der jeweiligen Situation des Patienten ab.

Zementierte Prothesen
Bei diesem Verfahren werden Hüftschaft und -pfan-
ne mit einem speziellen Klebstoff, dem sogenann-
tem Knochenzement, im Becken und im Oberschenkelknochen befestigt. Die Prothesen selbst
bestehen in der Regel aus einer sehr gewebefreund-

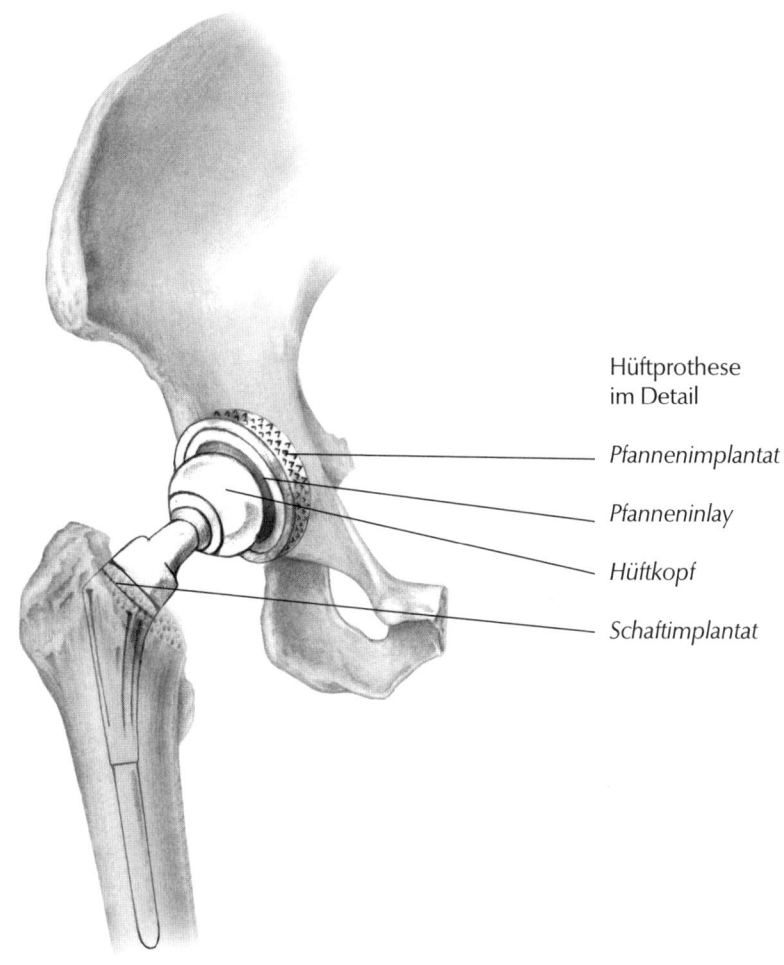

Hüftprothese
im Detail

Pfannenimplantat

Pfanneninlay

Hüftkopf

Schaftimplantat

lichen Metall-Legierung. Als Material für die Hüft-
pfannen wird verschleißresistenter Kunststoff ge-
wählt, für die Hüftköpfe eine Metall-Legierung oder
Keramik. Der Vorteil dieser Methode besteht vor
allem darin, dass das Implantat durch den Klebstoff
sofort fest im Knochen verankert und stabil ist und
die Hüfte bereits unmittelbar nach der Operation
auch bei brüchigem Knochen wieder voll belastet
werden kann. Der Nachteil ist allerdings, dass Knochenzement altert und mit der Zeit seine Elastizität
verliert, was eine Lockerung der Prothese zur Folge
haben kann. Und in einem solchen Fall ist es schwierig, das Implantat zu entfernen, wenn es einmal ausgetauscht werden muss. Dieses Verfahren eignet
sich daher vorwiegend für ältere Menschen ab etwa
65 bis 70 Jahren mit ausgedünnten, brüchigen Knochen, beispielsweise Osteoporosepatienten. Bereits
wenige Tage nach dem Eingriff können die Patienten ohne Schmerzen gehen und nach einigen
Monaten sogar wieder Sport treiben. Allerdings ist
die Prothese nicht so belastbar wie ein natürliches
Hüftgelenk.

*Beim Einsatz von
Knochenzement
kann sich die
Prothese mit den
Jahren lockern*

Hybridprothese
Die Hybridprothese ist eine Mischform aus zement-
freiem und zementiertem Verfahren. Diese Mischform wird vor allem bei Patienten angewendet, bei
denen der innere Schaftknochen bereits deutlich
aufgelockert ist, was etwa bei der Vorstufe zur
Osteoporose der Fall sein kann. Meist wird bei dieser Methode die Hüftpfanne ohne Zement verankert und der Prothesenschaft in den Oberschenkelknochen einzementiert.

Zementfreie Prothesen

Diese Art der Prothese wird ohne Zement als Verbindung so genau in den Oberschenkel eingepresst, dass sie nach einiger Zeit mit dem Knochen verwächst. Damit dies besser funktioniert, wird die Oberfläche des Implantates mit knochenwachstumsförderndem Material benetzt und zusätzlich aufgeraut. Zementfreie Hüftschäfte und -pfannen bestehen heutzutage in der Regel aus Titan beziehungsweise einer Titanlegierung. Sie werden in erster Linie jüngeren Patienten eingesetzt, bei denen die körpereigene knöcherne Umgebung des Implantates noch relativ stabil ist. Die heutigen Modelle unzementierter Hüftprothesen sind sehr lange haltbar. Ihr großer Vorteil besteht darin, dass sie im Falle eines notwendigen Wechsels leichter ausgetauscht werden können. Das ist gerade für junge Menschen wichtig, denn sie werden vermutlich im Laufe ihres Lebens eine neue Prothese benötigen. Ein weiterer Vorteil dieses Verfahrens: Die seltene Möglichkeit einer Allergie gegen den Zement kann nicht auftreten.

Unzementierte Hüftprothesen – vor allem für jüngere Patienten geeignet

Dank der Fortschritte in der Prothesenentwicklung können die Patienten heutzutage selbst zementfreie Modelle – abhängig von der Qualität der Verankerung – unmittelbar nach der Operation belasten. Wann genau das neue Gelenk wieder voll belastet werden darf, muss der Arzt jedoch im Einzelfall entscheiden.

Kurzschaftprothese

Die Idee dieser Implantate ist, der natürlichen Gewichtsfortleitung auf den Oberschenkelknochen möglichst nahe zu kommen. Ein weiteres Ziel ist es, so viel Knochensubstanz wie möglich für spätere Prothesenwechsel zu erhalten. Dies wird dadurch erreicht, dass Kurzschaftprothesen – in wesentlich verkürzter Form – im oberen Oberschenkelknochen verankert werden, Kopf und Pfanne ähneln der einer klassischen Hüftprothese. Sie kommen insbesondere für sehr junge Arthrosepatienten infrage.

Möglichst viel Knochensubstanz erhalten

Oberflächenprothese
Bei der sogenannten Oberflächenprothese, die auch als Kappenprothese bezeichnet wird, bleibt im Gegensatz zum Kurzschaft-Implantat sogar der Schenkelhals erhalten. Bei diesem Modell wird nur die Gelenkoberfläche auf Seiten des Hüftkopfes und der Hüftpfanne durch Metall ersetzt. Die hierfür verwendeten metallischen Gelenkteile müssen optimal positioniert sein, da sich die Prothese ansonsten sehr früh lockern oder sogar ein Schenkelhalsbruch die Folge sein kann. Deswegen werden diese Implantate bisher nur in sehr ausgewählten Verschleißfällen – in erster Linie bei sehr jungen Arthrosepatienten – eingesetzt.

Verschiedene Operationsmethoden

Bei einer Hüftoperation gibt es grundsätzlich drei etablierte Zugänge zum Hüftgelenk. Diese kommen je nach Operateur sowie der körperlichen Voraussetzung des Patienten zum Einsatz: einen mehr vorderen, einen seitlichen und einen hinteren Zugang. In den meisten Fällen wird die seitliche Variante angewendet.

Zusätzlich stehen verschiedene Zugangsgrößen zur Auswahl. Die am häufigsten eingesetzte, sogenannte klassische Zugangsgröße ist etwa 20 bis 30 Zentimeter lang. Inzwischen hat sich daneben auch immer mehr eine minimal-invasive Zugangsform entwickelt, bei der der Chirurg einen wesentlich kleineren Schnitt benötigt. Welche dieser beiden Methoden infrage kommt, wird der Arzt mit seinem Patienten besprechen und ihn dabei über Vor- und Nachteile der jeweiligen Eingriffe sowie über deren mögliche Risiken informieren. Scheuen Sie sich auch hier nicht, Fragen zu stellen, wenn Sie etwas nicht verstanden haben!

Klassischer Eingriff

Bei der herkömmlichen Operationsmethode wird das Hüftgelenk zunächst mit einem längeren Schnitt von 20 bis 30 Zentimetern im Hüftbereich freigelegt. Dann öffnet der Chirurg die Hüftkapsel, sägt den Schenkelhals durch und zieht anschließend den abgetrennten Hüftkopf heraus. Um die künstliche Pfanne einsetzen zu können, fräst er die Hüftpfanne ein, danach kommt der Prothesenstiel an seinen Platz. Anschließend wird der Kopf auf den Prothesenstiel gesetzt und in die neue Pfanne eingelassen.

Je länger der Schnitt, desto länger der Heilungsprozess

Der Vorteil dieser klassischen Methode liegt vor allem darin, dass der Chirurg durch den relativ langen Schnitt eine sehr gute Übersicht über das Geschehen hat. Für den Patienten bedeutet ein solcher Eingriff allerdings in der Regel einen längeren Heilungsprozess und somit auch einen längeren Klinikaufenthalt.

Minimal-invasive Eingriffe

Um die Belastungen für den Patienten möglichst gering zu halten und den anschließenden Heilungsprozess zu beschleunigen, wurden die Operationsmethoden ständig weiterentwickelt. So ist es heute möglich, ein künstliches Hüftgelenk durch einen nur sechs bis zehn Zentimeter langen Schnitt auszutauschen. Die Vorteile für den Patienten: Es bleibt eine wesentlich kleinere Narbe zurück, er hat nach der Operation in der Regel deutlich weniger Schmerzen, da seine Muskeln während des Eingriffes geschont wurden, und er erlangt deshalb auch schneller seine Bewegungsfreiheit zurück.

Kleine Narbe und weniger Schmerzen

Einige Zeit lang gab es Bedenken, dass der Chirurg aufgrund des kurzen Schnittes eine schlechte Sicht auf das Gelenk hat und so Gefahr läuft, das Implantat nicht optimal zu positionieren. Dank ausgeklügelter Verfahren ist diese Sorge jedoch inzwischen unbegründet.

Bei den minimal-invasiven Eingriffen haben sich zwei verschiedene Schnitttechniken etabliert:

- *Ein-Schnitt-Technik:* Hierbei werden Hüftpfanne und Hüftschaft mithilfe von Spezialinstrumenten trotz des verkürzten Schnittes durch einen einzigen Zugang eingesetzt. Diese Technik ist inzwischen die unter den minimal-invasiven am häufigsten verwendete.

- *Zwei-Schnitt-Technik:* Bei der sogenannten Zwei-Schnitt-Technik – da sie zuerst in Yale praktiziert wurde, nennt man sie auch Yale-Technik – werden Hüftpfanne und Hüftschaft durch zwei verschiedene Zugänge eingesetzt, was für den Operateur zunächst einfacher ist. Aufgrund zweier Nachteile

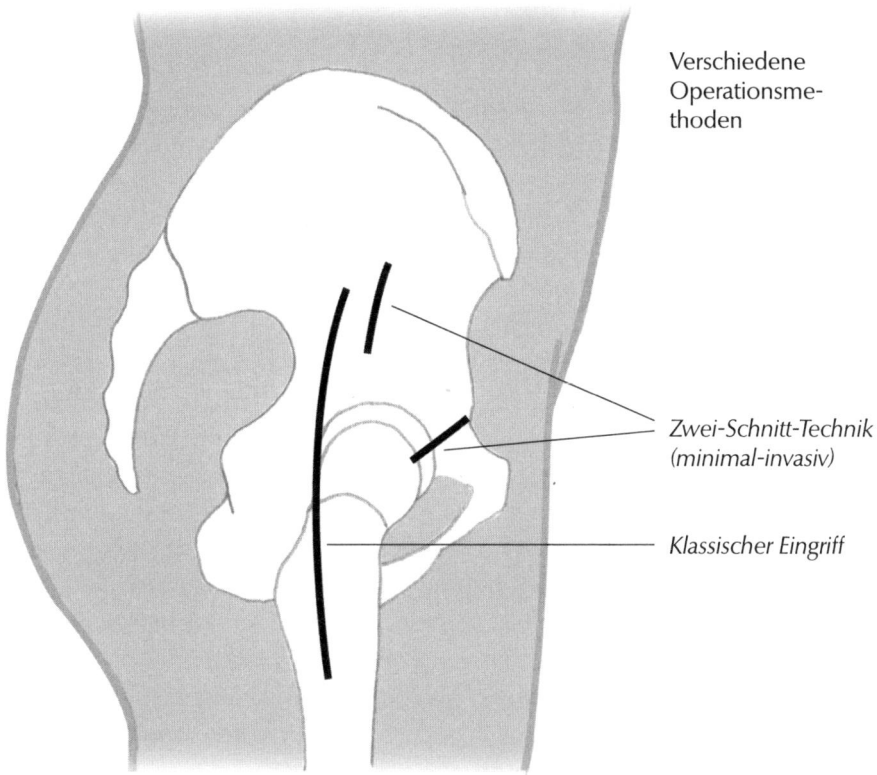

Verschiedene
Operationsme-
thoden

Zwei-Schnitt-Technik
(minimal-invasiv)

Klassischer Eingriff

konnte sich dieses Verfahren allerdings nicht breit-
flächig in den Kliniken durchsetzen: Es besteht die
Gefahr der Fehlplatzierung insbesondere des
Hüftschaftes. Deshalb ist eine kontinuierliche
Röntgenkontrolle während der Operation notwendig. Zudem besteht ein erhöhtes Risiko für
mögliche Muskelverletzungen.

Aus der Praxis

Die Ein-Schnitt-Technik kann der Operateur wie bei einem herkömmlichen Schnitt von vorne, seitlich oder von der Rückseite ausführen. Ein Eingriff von hinten hat den Nachteil, dass ein Teil der Muskulatur abgelöst, beziehungsweise eingekerbt werden muss – ein späteres Herausspringen des neuen Gelenkes ist dadurch leichter möglich. Der seitliche Zugang ähnelt der klassischen Variante, ist aber wesentlich kürzer und schont dadurch die Muskeln. Jedoch muss hierbei der Endnerv eines wichtigen, außenseitigen Oberschenkelmuskels durchtrennt werden. Bei einem Schnitt durch die Vorderseite fallen diese Nachteile und Risiken weitestgehend weg, er belastet insgesamt die Weichteile weniger und ist für den Patienten mit den wenigsten Schmerzen verbunden, was dazu führt, dass er wesentlich früher wieder mobil sein kann. Aus diesem Grund wird diese Variante heute immer häufiger angewandt. Die häufigste Nebenwirkung dieser Methode ist ein gewisses Taubheitsgefühl rund um die operierte Stelle. Das kommt dann vor, wenn bei dem Eingriff ein oberflächlicher Hautnerv irritiert wurde, was jedoch völlig ungefährlich ist und die beschwerdefreie Bewegung nicht beeinflusst.

Die Ein-Schnitt-Technik von vorn ausgeführt wird immer häufiger angewandt

Ausblick in die Zukunft:
Navigation und Robotic
Unter dem Begriff Navigation versteht man ein Hilfsmittel, mit dem man die Positionierung des künstli-

chen Hüftgelenkes noch perfekter bestimmen und ausrichten kann. Dazu werden winzige Sender an den einzelnen Prothesenteilen verwendet, deren Signale von einer Kamera empfangen und auf den Computerbildschirm übertragen werden können. So kann der Chirurg während des Eingriffes die exakte Position der einzelnen Prothesenteile überprüfen und gegebenenfalls optimieren. Die Medizin verspricht sich von einem möglichst perfekten Sitz der Prothese eine längere Haltbarkeit. Ob dies wirklich der Fall ist, wird aber erst die Zukunft zeigen müssen. Der Einsatz der Navigation bedeutet einen technischen Mehraufwand, der die Operationsdauer verlängert; Vorteile werden wahrscheinlich in einer genaueren Positionierung der Hüftpfanne sowie in der Optimierung der Beinlängendifferenz liegen.

Hoffnung auf längere Haltbarkeit durch möglichst perfekten Sitz der Prothese

Von einer weiteren technischen Neuentwicklung werden für Patienten in der Zukunft gleich zwei entscheidende Vorteile zu erwarten sein: Bei der sogenannten Robotic übernimmt ein Roboter, der von Chirurgen gesteuert und überwacht wird, das Einsetzen des Implantates. Zum einen werden dadurch, wie bei der herkömmlichen minimal-invasiven Technik, die Weichteile geschont, zum anderen erwartet man sich dadurch eine größere Exaktheit beim Einsetzen der einzelnen Prothesenteile.

Wie findet man die richtige Klinik?

Wenn Sie vor einer Operation stehen, möchten Sie sich in der Klinik natürlich gut aufgehoben wissen. Doch welche ist die richtige – beispielsweise für den Einsatz eines künstlichen Hüftgelenkes? Nicht immer haben die Chirurgen des nächstgelegenen Krankenhauses auch die größte Erfahrung mit solchen Operationen gesammelt. Meist kann der behandelnde Orthopäde Ihnen eine Klinik empfehlen, mit der er bereits seit Längerem erfolgreich zusammenarbeitet, vielleicht kennt er aber auch mehrere Häuser, die infrage kommen. Dann haben Sie die Qual der Wahl.

Die Qual der Wahl bei mehreren infrage kommenden Kliniken

Im Internet werden inzwischen – beispielsweise von den verschiedenen Krankenkassen – so genannte Kliniklotsen angeboten, die Sie bei der Suche nach dem geeigneten Krankenhaus unterstützen sollen. Sie informieren unter anderem darüber, wie oft bestimmte Operationen durchgeführt werden, was ein Hinweis auf die Routine und den Erfahrungsschatz der dortigen Ärzte sein kann. Auch die Qualitätsberichte vieler Kliniken befinden sich inzwischen im World Wide Web. Natürlich können Sie auch die Krankenkasse direkt nach geeigneten Kliniken fragen – sie darf allerdings keine Wertungen und Empfehlungen abgeben.

Hilfe aus dem Internet

Auch bei der Kliniksuche können Hinweise und Empfehlungen von Familie, Freunden und Bekannten sehr hilfreich sein. Sie wissen unter Umständen, ob das Pflegepersonal des betreffenden Krankenhauses aufmerksam und freundlich, das Essen genießbar ist und ob die Zimmer gut ausgestattet sind – und solche Informationen erhalten Sie über das Internet natürlich nicht.

Weitere Quellen bei der Suche nach der geeigneten Klinik sind Selbsthilfegruppen und Patientenorganisationen. Auch das Nachfragen in der Apotheke oder beim Physiotherapeuten kann sich durchaus lohnen.

An der richtigen Adresse? Ein Klinik-Check

Wenn Sie sich unsicher sind, ob Sie das geeignete Krankenhaus für Ihre Operation gefunden haben, können Sie sich anhand der folgenden Punkte ein wenig mehr Sicherheit verschaffen:

- Wie groß ist die Erfahrung der Ärzte mit Hüftoperationen?
- Erhalten die Patienten Unterlagen und Informationen zur Behandlung und eine Patientenbroschüre?
- Gibt es einen Qualitätsbericht der Klinik – vor allem auf dem Gebiet der Hüftoperationen?
- Nimmt sich der Arzt Zeit für ein ausführliches Gespräch, wie lange sind die Wartezeiten?
- Ist die Klinik oder die spezielle Abteilung zertifiziert, etwa mit der Bezeichnung ISO, KTQ oder EFQM?
- Wie sind die Stationszimmer ausgestattet?
- Wie gut ist die Qualität des Essens auf der Station, gibt es auch Getränke außerhalb der Mahlzeiten?
- Wie umfangreich ist das Angebot der vor- und nachstationären Behandlung?
- Gibt es Pflege-Ansprechpartner auf der Station?
- Hat das Pflegepersonal Zeit für die Patienten?
- Gibt es einen Sozialdienst, der beispielsweise bei der Suche nach einer passenden Reha-Einrichtung hilft?
- Wie großzügig sind die Besuchszeiten bemessen?
- Gibt es Aufenthalts- und Gesprächsräume beziehungsweise eine Cafeteria oder einen Kiosk?

Erfahrung der Ärzte ist ein wichtiges Kriterium bei der Auswahl der Klinik

- Wie groß ist die Lärmbelastung rund um die Klinik – etwa durch Baulärm, Autos oder Flugzeuge?
- Gibt es in der Klinik eine Krankenhausseelsorge, werden Gottesdienste angeboten – und für welche Konfession?

Wissenswertes rund um den Eingriff

Der Vorteil einer Hüftoperation ist, dass sie in den meisten Fällen längerfristig geplant ist und Sie sich ausreichend darauf vorbereiten können.

Gut vorbereitet

Sich mit dem Hausarzt abstimmen

Im Vorfeld der Operation sollten Sie sich noch einmal mit Ihrem Hausarzt abstimmen: Welche Medikamente werden während des Klinikaufenthaltes und in der Zeit der Rehabilitation benötigt? Sind Sie auf bestimmte Präparate angewiesen, sollten Sie sich diese gleich in ausreichender Menge verschreiben lassen. Es gibt auch Medikamente, die vor einer Operation unbedingt abgesetzt oder umgestellt werden müssen. Dazu zählen beispielsweise blutverdünnende Präparate wie Acetylsalicylsäure, die ab etwa einer Woche vor dem Eingriff nicht mehr eingenommen werden sollten. Lassen Sie sich eventuell Unterlagen mitgeben, die für das Gespräch mit dem weiterbehandelnden Facharzt nötig sind. Klären Sie am besten bei dieser Gelegenheit auch gleich, ob Ihr Hausarzt nach der Operation für eventuelle Hausbesuche zur Verfügung steht und wenn ja, zu welchen Zeiten. Nutzen Sie unbedingt die Möglichkeit, eventuelle Unsicherheiten aus dem Weg zu räumen

– je zuversichtlicher Sie die bevorstehende Operation in Angriff nehmen, desto besser!

Gespräch mit dem Facharzt
In der Klinik wird Sie der Facharzt über den weiteren Verlauf der Behandlung informieren und Ihnen idealerweise auch Patienteninformationen mitgeben, die Sie sich in Ruhe zu Hause anschauen sollten. Während des Gesprächs wird der Arzt mit Ihnen durchsprechen, welche Operationsmethode für Sie am geeignetsten ist, wie lange die Behandlung voraussichtlich dauern wird und auch, welche Komplikationen möglicherweise auftreten könnten. Falls Sie regelmäßig bestimmte Medikamente einnehmen, unter Allergien oder anderen Erkrankungen leiden, sollten Sie dies unbedingt ansprechen. Scheuen Sie sich auch nicht, Ängste offen auszusprechen – Ihr Arzt ist mit solchen Gefühlen durchaus vertraut! Um sich ein umfassendes Bild Ihres Gesundheitszustandes machen zu können, wird Sie der Facharzt noch einmal eingehend untersuchen lassen. Eine Blutuntersuchung, Aufzeichnung des EKG sowie Röntgenaufnahmen der Lunge gehören zum Standard vor einer Hüftoperation.

Ängste offen ansprechen

Aufklärung zur Narkose
Im Vorfeld der Operation – in der Regel einige Tage vorher – steht auch das Gespräch mit dem Anästhesisten auf dem Programm. Er informiert Sie über Art und Auswirkungen der Narkose und über eventuelle Nebenwirkungen. Um die Narkose so einzustellen, dass sie möglichst wenig belastet, und um das Risiko des Eingriffes für Sie so gering wie möglich zu

halten, braucht der Narkosearzt außerdem einige wichtige Informationen von Ihnen, beispielsweise über bestehende Erkrankungen, Medikamenteneinnahmen oder Allergien. Hierfür zieht er auch die Ergebnisse der Voruntersuchungen heran. Vor allem ältere Patienten, die unter chronischen Erkrankungen leiden wie beispielsweise Diabetes, werden im Vorfeld einer Operation eingehender untersucht – bei jungen, gesunden Menschen reichen in der Regel die Standarduntersuchungen aus.

Gut vorbereitet für die Narkose

Ein weiterer Bestandteil des Aufklärungsgespräches mit dem Anästhesisten ist das gemeinsame Ausfüllen eines Fragebogens, der noch einmal ausführlich Aufschluss über den Gesundheitszustand des Patienten geben soll. Daher ist es sehr wichtig, dass Sie die Fragen möglichst vollständig und wahrheitsgetreu beantworten.

Nutzen Sie das Gespräch, um folgende Punkte mit dem Anästhesisten zu klären:

- Welche Art von Narkose plant er?
- Welche Risiken bestehen bei diesem Verfahren?
- Habe ich ein erhöhtes Narkoserisiko, und wenn ja, warum?
- Welche Medikamente muss ich am Tag der Operation einnehmen und welche muss ich vorher absetzen?

Wenn keine Frage mehr offen ist und Sie mit der geplanten Narkose einverstanden sind, bestätigen Sie dies zum Schluss mit Ihrer Unterschrift auf einer Einverständniserklärung. Dann steht der Operation eigentlich nichts mehr im Wege.

Aus der Praxis

Falls Sie Diabetiker sind, müssen Sie drei Tage vor der Operation bestimmte Medikamente absetzen, Insulin darf jedoch – bis morgens vor dem Eingriff – gespritzt werden. Das kann schnell dazu führen, dass Ihre Zuckerwerte einige Tage lang erhöht sind, nicht zuletzt auch deshalb, weil Sie sich in dieser Zeit oft viel weniger bewegen als zu Hause. Es besteht aber in den meisten Fällen kein Grund zur Beunruhigung – nach ein paar Tagen normalisieren sich die Werte wieder und natürlich werden Ihre Blutwerte jeden Tag mehrfach kontrolliert. Falls Sie ein Büchlein haben, in das Sie zu Hause ihre täglichen Werte eintragen, nehmen Sie es zum Gespräch mit dem Anästhesisten mit. Er kann sich dann schon im Vorfeld ein Bild von Ihren Zuckerwerten machen und die Narkose entsprechend darauf ausrichten.

Wohnungs-Check

Die Tage oder Wochen vor dem geplanten Eingriff sind eine wunderbare Gelegenheit, die häusliche Umgebung auf die Zeit nach Klinikaufenthalt und eventueller Rehabilitation vorzubereiten. Das ist ganz besonders wichtig für Menschen, die alleine leben. In erster Linie sollten Sie überlegen, wer aus Ihrer Familie oder dem Freundeskreis als helfende Hand infrage kommt und diese dann so bald wie möglich ansprechen. Wer kann die Blumen gießen? Sind Haustiere zu versorgen, muss auch für sie ein geeignetes Plätzchen gefunden werden. Wer kann

Die häusliche Umgebung auf die Zeit nach Klinik und Reha vorbereiten

sich um Ihre Post kümmern? Wenn Sie direkt im Anschluss an den Klinikaufenthalt eine stationäre Rehabilitation planen, bekommen Sie die Unterlagen dafür oft nach Hause und nicht ins Krankenhaus geschickt. Deshalb ist es wichtig, dass Ihnen jemand die Post vorbeibringen oder nachsenden kann.

Wer kann Sie unterstützen? Wenn Sie wieder zu Hause sind, werden Sie ebenfalls Unterstützung brauchen: Wer könnte Ihnen im Haushalt helfen, wer Ihre Einkäufe erledigen? Denken Sie daran: In der ersten Zeit wird Ihnen die Fortbewegung noch schwerfallen, zusätzlich dürfen Sie sich nicht bücken oder schwere Dinge heben. Räumen Sie deshalb jetzt schon alles, was Sie regelmäßig benötigen, in Griffhöhe. Auch ein Servierwagen ist eine gute Sache: Ihn kann man bequem in der Wohnung herumschieben und so Dinge transportieren, ohne sie tragen zu müssen.

Gehen Sie Ihre Wohnung einmal in aller Ruhe durch:

- Fußboden: Stolperfallen wie Teppichkanten oder Kabel sollten befestigt oder entfernt, mögliche Hindernisse aus dem Weg geräumt werden. Glatte Böden sollten mit rutschfesten Teppichen ausgelegt werden.
- Wohnzimmer: Sofa oder Sessel sollten gut erreichbar sein und möglichst mit einer Lehne versehen, an der Sie sich beim Setzen und Aufstehen abstützen können.
- Schlafzimmer: Ist das Bett leicht zugänglich und in bequemer Sitzhöhe? Wenn nicht, legen Sie eventuell eine zweite Matratze auf. Können Sie vom Bett aus Licht anschalten, wenn Sie nachts aufstehen möchten?

72

- Badezimmer: Rutschige Matten sollten Sie in jedem Fall entfernen. Wenn möglich, lassen Sie sich zusätzliche Haltegriffe in der Dusche oder an der Badewanne montieren. Bei niedrigen Toiletten ist ein spezieller Aufsatz sinnvoll, den Sie sich auch ausleihen können.
- Küche: Pfannen, Töpfe und Geschirr sollten leicht und ohne Bücken erreichbar sein. Räumen Sie statt dessen Dinge in die unteren Schränke, die Sie in den nächsten Wochen nicht benötigen.
- Flur und Treppenhaus: Glatte Treppen am besten mit rutschfesten Belägen sichern. Schaffen Sie sich wenn möglich auch eine Sitzgelegenheit im Flur sowie eine Ablagefläche für Schlüssel und andere Dinge. Überprüfen Sie, ob die Lichtschaltung so eingestellt ist, dass Sie es auch dann noch hell haben, wenn Sie sehr langsam vorwärtskommen.

Stolperfallen aus dem Weg räumen

- Telefon: Ideal ist ein schnurloses Modell, das Sie beispielsweise mit ins Wohnzimmer oder mit ans Bett nehmen können. Außerdem besteht so keine Gefahr, dass Sie über ein Kabel stolpern können.

Clevere Vorratshaltung
Wenn Sie wieder zu Hause sind, sollten Einkaufen und Kochen erst einmal kein Thema sein. Auch Essen gehen macht in der ersten Zeit noch nicht wirklich Freude. Legen Sie sich deshalb einen ausreichenden Vorrat verschiedener Dinge an wie beispielsweise Toilettenpapier, Taschentücher, Kosmetikartikel, Batterien, Wasch- und Reinigungsmittel, aber auch Lebensmittel, die nicht so schnell verderben wie etwa Getränke, Kartoffeln, Nudeln, Reis und Konserven.

Sehr sinnvoll ist es, sich eine Auswahl an Tiefkühl-gerichten – ob fertig oder selbst gekocht – in den Gefrierschrank zu legen. In Scheiben geschnittenes Brot, Butter sowie verschiedene Wurstsorten lassen sich ebenfalls hervorragend einfrieren.

Aus der Praxis

Schwere Getränkekisten tragen? Daran ist erst mal eine ganze Weile nicht zu denken. Wenn Sie nie-manden haben, der Ihnen den Weg zum Geträn-kemarkt abnimmt, lassen Sie sich doch einfach beliefern! Das kostet nicht viel mehr und Sie haben ein Problem weniger. Den gleichen Service bieten inzwischen auch verschiedene Supermärk-te und Bio-Bauernhöfe an. Sie liefern Ihnen die gewünschten Lebensmittel – von Kartoffeln über Eier und Milch bis hin zu Gemüse und Obst – nach Hause. Informieren Sie sich am besten rechtzeitig über die Möglichkeiten in Ihrer Nähe.

Hilfsmittel zurechtlegen

Kleine Helfer erleichtern den Alltag

Lassen Sie sich schon vor der Operation von Ihrem Hausarzt, dem Facharzt im Krankenhaus oder von einem Physiotherapeuten beraten, welche Hilfsmit-tel Ihnen das Leben nach dem Eingriff erleichtern können. Nützliche Dinge wie beispielsweise Greif-zange, Anziehstäbe, Strumpfanzieher oder Aufsteh-Hilfen können Sie sich bereits jetzt besorgen. Geh-hilfen werden Ihnen im Krankenhaus zur Verfügung gestellt. Als wesentlich angenehmer empfinden viele Patienten aber einen Rollator. Er bietet mehr Stabilität und verleiht dadurch Sicherheit, was zu mehr Bewegung nach der Operation animiert. Außerdem ist er meist mit einem Körbchen ausgestattet, mit dem man kleinere Dinge schön transportieren kann. Während der Rehabilitation bekommen Patienten ein solches Gerät zur Verfügung gestellt, danach müssen Sie sich selbst eines besorgen. Falls Sie die Möglichkeit haben, tun Sie es schon im Vorfeld, dann haben Sie den Rollator, wenn Sie ihn brauchen. Die Krankenkassen erstatten einen bestimmten Betrag, wenn das Hilfsmittel medizinisch notwendig ist, oft kann das Gerät auch ausgeliehen werden – lassen Sie sich am besten in einem Sanitätsgeschäft beraten.

Der Krankenhaus-Koffer
Weniger ist manchmal mehr. Deshalb sollte der Inhalt Ihres Klinik-Koffers gut überlegt sein. Hier eine bewährte Checkliste:

Weniger ist mehr

- Patientenhandbuch, notwendige Formulare und Unterlagen
- Kosmetikartikel
- Schlafanzüge oder Nachthemden
- Bademantel
- Trainingsanzug, bequeme Hose mit Gummizug, T-Shirts
- Rutschfeste flache Schuhe mit Klettverschluss
- Ein langer Schuhlöffel
- Alle Medikamente, die benötigt werden
- Bücher, Zeitschriften
- Orthopädische Hilfsmittel, soweit vorhanden
- Adressen und Telefonnummern
- Etwas Geld – nicht zu viel, und am besten kein Schmuck oder andere Wertgegenstände
- Eventuell Handy und Musik-Player

Wichtig: Wenn sich direkt an den Klinikaufenthalt eine stationäre Rehabilitation anschließt, sollten Sie bereits einen separaten Koffer für diese Wochen vorbereiten!

Im Krankenhaus
In der Regel werden Sie am Vorabend der Operation im Krankenhaus aufgenommen. So haben Sie genügend Zeit, sich in Ihrem Zimmer einzurichten und zu Abend zu essen. Falls noch nicht geschehen, werden noch ausstehende Untersuchungen vorgenommen und Gespräche geführt. Eventuell wird Ihnen vor dem Schlafengehen ein leichtes Beruhigungsmittel verabreicht, denn der ein oder andere ist in dieser Situation verständlicherweise doch etwas nervös.

Nervosität ist ganz normal

Der Tag der Operation
Der Morgen beginnt leider ohne Frühstück, denn mindestens sechs Stunden vor dem Eingriff darf nichts mehr gegessen, zwei Stunden davor nichts mehr getrunken werden. Einzige Ausnahme sind kleine Schlucke Wasser oder Tee. So wird verhindert, dass während der Operation Mageninhalt ungewollt zurück in die Speiseröhre oder über die Luftröhre in die Lunge fließt. Einzige »Nahrung« an diesem Tag ist ein leichtes Beruhigungsmittel, das Ihnen gleich morgens verabreicht wird.
Nach der Morgentoilette müssen alle Gegenstände vom Körper entfernt werden, die dort nicht natürlicherweise hingehören. Dazu zählen Zahnersatz, Brille, Kontaktlinsen, Hörgerät, Schmuck und Piercing, aber auch Make-up und Nagellack.

76

Danach rasiert das Pflegepersonal den OP-Bereich über dem Hüftgelenk bis hin zur Leistenregion und zieht Ihnen die festen Thrombosestrümpfe an. Dann erhalten Sie einen speziellen Operations-Kittel und werden, wenn es so weit ist, in den Operations-bereich gefahren. Hier leitet der Anästhesist die Narkose ein, die in der Regel recht schnell wirkt. Wenn es in den eigentlichen Operationssaal geht, schlafen Sie schon tief und fest.

Nun ist es überstanden!
Ist die Operation vorüber, werden Sie in einen Aufwachraum gefahren, wo Sie etwa ein bis zwei Stunden unter Aufsicht langsam wieder zu sich kom-men. Hier bekommen Sie bei Bedarf auch Schmerz-mittel verabreicht und werden dann wieder in Ihr Zimmer auf der Station gebracht. Wer sich fit genug fühlt, darf am Abend schon wieder etwas essen – die Bettruhe muss allerdings bis zum nächsten Morgen eingehalten werden. Da man nach einer Operation – speziell unter Vollnarkose – eine Zeit lang sehr müde ist, sollten sich Angehörige und Freunde an diesem Tag mit Besuch lieber zurückhalten, ein bis zwei Besucher werden Ihnen vollauf reichen.

Müde nach der Operation

Aus der Praxis

Egal ob klassischer oder minimal-invasiver Eingriff – eine Narbe hat anschließend jeder Patient. Damit diese sich geschmeidiger anfühlt, können Sie verschiedene Spezialsalben verwenden. Sehr gute Erfahrungen haben viele Patienten aber auch mit ganz normalen Fettsalben gemacht. Damit reibt man die Narbe jeden Abend vor dem Zubettgehen ein. Allerdings sollten Sie mit den Anwendungen warten, bis alle Nähte oder Klammern entfernt sind – fragen Sie also am besten Ihren Arzt, wann Sie mit dem Einreiben beginnen können.

Die Tage danach
Damit eventuelle Schmerzen und Schwellungen abklingen, bekommen Sie regelmäßig entsprechende Schmerzmittel sowie kühlende Umschläge verabreicht. Bereits am ersten Tag nach der Operation beginnt die Physiotherapie und, wenn möglich, können Sie mithilfe des Pflegepersonals zum ersten Mal kurz aufstehen. Regelmäßige Blutuntersuchungen zeigen dem Arzt an, ob die Heilung gut verläuft. Schon ab dem zweiten Tag wird der Physiotherapeut Sie dann aus dem Zimmer führen und mit Ihnen das Gehen mit Gehhilfen sowie das Treppensteigen üben. Etwa eine Woche dauert es nach einem minimal-invasiven Eingriff – nach einem klassischen Schnitt etwas länger –, bis Sie die Reise zu einer stationären Rehabilitation antreten können. In der Regel können Sie sich im Vorfeld vom Pflegepersonal des Krankenhauses bei der Auswahl der passenden Einrichtung und der Anmeldung unterstützen lassen.

Bald kann die Reha losgehen

Aus der Praxis

Oft sind Patienten verunsichert, wie lange sie die Thrombosestrümpfe nach der Operation tragen sollen, beziehungsweise, über welchen Zeitraum sie die Spritzen gegen Thrombose benötigen. Nicht zuletzt auch deshalb, weil sie immer wieder unterschiedliche Angaben dazu hören – die Notwendigkeit von Spritzen und Strümpfen ist tatsächlich individuell verschieden. Generell kann man sagen, dass beides erst dann überflüssig ist, wenn der Patient wieder ohne deutliches Hinken laufen kann, also ein sogenanntes »flüssiges Gangbild« aufweist – ob mit oder ohne Gehhilfe spielt dabei keine Rolle. Das kann nach drei, bei manchen Menschen aber auch erst nach acht Wochen der Fall sein. Auf keinen Fall sollten Sie zu früh auf diese Vorsorgemaßnahmen verzichten, denn eine Thrombose kann durchaus auch noch sechs Wochen nach einer Operation auftreten.

Der Prothesenpass

Wenn Ihnen eine Endoprothese eingesetzt wurde, erhalten Sie meist einen sogenannten Prothesenpass. Darin ist vermerkt, um welche Art von Implantat es sich handelt, wann es eingesetzt wurde und wann die nötigen Kontrolluntersuchungen anstehen. So haben Sie stets alle notwendigen Informationen bei sich, die auch bei einem eventuell erforderlichen Korrektur- oder Wechseleingriff von Bedeutung sind. Es empfiehlt sich übrigens, diesen Pass auf Flugreisen mitzunehmen, um ihn bei Sicherheitskontrollen auf dem Flughafen vorlegen zu können.

Ein Pass mit allen Informationen

Kinder und Jugendliche

Viele Hüfterkrankungen bei Kindern sind angeboren, die meisten von ihnen erblich bedingt, also schlicht nicht zu verhindern. Andere Fehlstellungen können sich in den ersten Lebensjahren oder in der Pubertät herausbilden, treten plötzlich auf oder entwickeln sich schleichend. Es gibt also eine Vielzahl von Risiken für junge Hüftgelenke. Doch die meisten Krankheiten können inzwischen sehr gut behandelt werden, sodass die kleinen Patienten später ein ganz normal bewegtes Leben führen können. Wichtig dafür ist, dass eine Erkrankung oder Fehlstellung frühzeitig erkannt und dementsprechend behandelt wird.

Viele Erkrankungen sind erblich

Typische Hinweise – so erkennt man, dass etwas nicht stimmt

Einem Neugeborenen sieht man in der Regel nicht sofort an, ob seine Hüften gesund sind oder nicht. Ist aber in der Familie eine bestimmte Krankheit oder Fehlstellung bekannt, sollten die Eltern ihr Kind so bald wie möglich daraufhin untersuchen lassen. Denn in den meisten Fällen gilt: Je früher die Behandlung einsetzt, desto besser die Heilungschancen.

Schwieriger ist es, wenn sich eine Erkrankung erst nach einigen Jahren bemerkbar macht, denn oft sind die Symptome dann nicht so eindeutig, dass sie gleich auf ein Problem in der Hüfte hinweisen. Kinder sind zudem wesentlich anpassungsfähiger als Erwachsene und gleichen Fehlstellungen oder Schmerzen leichter durch eine Schonhaltung aus.

Die Haltung ist wichtig

Behalten Sie deshalb die Haltung Ihres Kindes genau im Auge und gehen Sie Veränderungen lieber auf den Grund. Vielleicht gibt es seine Schmerzen sogar erst einmal nicht zu, beispielsweise aus Angst, einen bestimmten Sport nicht mehr ausüben zu dürfen. Doch auch wenn Ihr Kind plötzlich überhaupt keine Lust mehr auf Bewegung hat, kann das tiefere Ursachen haben als einfach nur Faulheit. Hellhörig sollten Sie werden, wenn es über ständige Schmerzen in den Knien klagt. Denn nicht immer liegt die Ursache dort, wo sich die Symptome zeigen. Sehr häufig hängen Kniebeschwerden nämlich mit Erkrankungen in den Hüftgelenken zusammen.

Alarmzeichen

Diese Symptome können bei älteren Kindern generell auf eine Erkrankung der Hüften hindeuten:

- Schmerzen im Hüftbereich
- Schmerzen in den Knien
- Schmerzen im Oberschenkel
- hinkender oder watschelnder Gang
- ungleich lang erscheinende Beine
- Beschwerden nach größeren Belastungen, beispielsweise nach dem Sport

---

- auffällige Schonhaltung auch beim Stehen
- ein Bein ist nicht mehr so beweglich wie das andere, lässt sich nicht mehr nach innen oder außen drehen

Untersuchungen bei Neugeborenen

Um angeborene Fehlstellungen der Hüfte so früh wie möglich erkennen zu können, wurde vor einiger Zeit flächendeckend das sogenannte Neugeborenen-Screening eingeführt. Das ist eine Standarduntersuchung einige Tage nach der Geburt, die in den meisten Fällen noch vor der Entlassung aus dem Krankenhaus vorgenommen wird. Entbindet eine Mutter zu Hause, sollte sie ihren Kinderarzt darauf ansprechen und diese wichtige Früherkennungsuntersuchung in jedem Fall wahrnehmen.

Die Früherkennungsuntersuchung wahrnehmen

Mithilfe eines Ultraschallgerätes werden die Hüftgelenke genau betrachtet. Dabei sucht der Arzt in erster Linie nach Anzeichen für eventuelle Fehlbildungen. Dieser Vorgang ist für das Kind absolut unschädlich und schmerzfrei und kann ihm unter Umständen viele Beschwerden und langwierige Behandlungen ersparen.

Auch die weiteren sogenannten U-Untersuchungen sind wichtig, um mögliche Fehlentwicklungen rechtzeitig erkennen zu können. Allerdings ist dann der Ultraschall nicht mehr das Mittel der Wahl. Ab dem 5. Lebensmonat kann der Arzt die Strukturen von Knochen und Gelenken auf einem Röntgenbild besser erkennen. So lässt sich dann beispielsweise eine

Hüftluxation durch das Röntgen sehr gut sichtbar machen – und das schon in einem Stadium, in dem das Kind äußerlich völlig gesund erscheint.

Äußerlich erscheint das Kind als völlig gesund

Aus der Praxis

Welche Folgen es haben kann, wenn Kinder nicht von Anfang an auf Hüftfehlstellungen hin untersucht und behandelt werden, zeigt das Beispiel einer jungen Patientin: Mit Anfang 30 hatte sie bereits einen jahrzehntelangen Leidensweg hinter sich, litt von Kindesbeinen an unter heftigen Schmerzen in beiden Hüften, was sie schließlich in die Sprechstunde führte. Eine Untersuchung ergab, dass sich das Hüftzentrum vollständig verschoben hatte und die gesamte Anatomie des Hüftgelenkes erheblich verändert war. Solche Veränderungen bringen den Hüftspezialisten an die Grenzen der operativen Möglichkeiten. Und obwohl der Eingriff in diesem Fall gelang, muss die Patientin mit weiteren Operationen im Laufe ihres Lebens rechnen. Denn in solch schweren Fällen ist es möglich, dass sich künstliche Gelenke mit der Zeit immer wieder lockern.

Hüftdysplasie und Hüftluxation

Bei der Entwicklung im Mutterleib kann es durchaus vorkommen, dass sich die Hüftgelenke des Kindes fehlerhaft ausbilden – in der medizinischen Fachsprache nennt man dies Hüftgelenksdysplasie. Dann ist meist der Hüftkopf nicht ausreichend gesichert

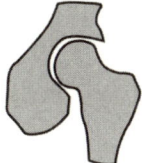 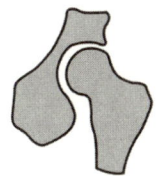 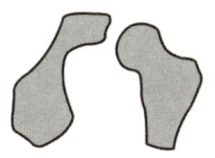

Normale und
fehlerhafte
Ausbildung der
Hüftgelenke

A
normales
Hüftgelenk

B
von Dysplasie
betroffenes Hüft-
gelenk

C
von Luxation
betroffenes Hüft-
gelenk

und er kann aus der Gelenkpfanne herausrutschen.
Dieses Auskugeln nennt man dann in der Medizin
Luxation. Eine solche Hüftgelenksluxation muss
nicht zwangsläufig aus einer Dysplasie entstehen,
kann aber als Folge einer solchen Fehlbildung auftreten. Je länger eine Dysplasie nicht behandelt wird,
desto wahrscheinlicher ist eine Auskugelung des
Hüftgelenkes – ein Grund mehr, alle Möglichkeiten
im Interesse des Kindes zu nutzen.

Früherkennung macht den Unterschied

Eine Fehlbildung des Hüftgelenkes kommt bei zwei
bis vier Prozent aller Neugeborenen vor und kann
vollkommen geheilt werden – vorausgesetzt, sie
wird schnell erkannt und sofort behandelt. Ist dies
nicht der Fall, kann es zu weiteren, schmerzhaften
Fehlentwicklungen kommen, was oft auch eine
Fehlstellung der Beine zur Folge hat. Schon nach
einem Jahr kann eine Dysplasie nicht mehr vollständig therapiert werden. Denn im Laufe der Zeit kugelt
sich der Hüftkopf in vielen Fällen immer wieder aus,
bis er schließlich im umliegenden Gewebe eine

*Schnell
erkennen und
sofort behandeln*

85

neue Position gefunden hat und sich dort dauerhaft einrichtet. Dann ist es äußerst schwierig, das Gelenk wieder in seine natürliche Stellung einzurenken, manchmal gelingt es gar nicht mehr. Für das Kind hat das natürlich starke Einschränkungen in seinem späteren Leben zur Folge – etwa bei der Berufswahl. Und natürlich sind dann auch Sportarten, die die Hüftgelenke zu stark belasten, tabu. Wer mit einer solchen Situation konfrontiert ist, sollte sich in jedem Fall ausführlich von seinem Arzt beraten lassen. Er kann den jungen Patienten und ihren Eltern erklären, was in ihrem individuellen Fall empfehlenswert ist und was nicht.

Starke Belastungen sind tabu

Aus der Praxis

Die Anzahl der jungen Patienten mit Hüftdysplasie ist in den vergangenen Jahren stetig zurückgegangen. Diese erfreuliche Entwicklung hat vor allem zwei Gründe: Zum einen werden durch das flächendeckende Neugeborenen-Screening Fehlstellungen sofort nach der Geburt erkannt. Zum anderen gibt es inzwischen klare Richtlinien, bei welchen Untersuchungsergebnissen welche Behandlungen eingeleitet werden müssen. Diese Klarheit hat die Qualität der Therapien in Deutschland erheblich gesteigert und vereinheitlicht.

Worauf Eltern achten sollten

Die meisten Fehlbildungen und Hüftluxationen werden im Rahmen der Routine-Untersuchungen schon bei den Neugeborenen festgestellt. Ist das nicht der

Fall, gibt es weitere Anzeichen, die auf eine Dysplasie des Hüftgelenkes hinweisen und die Sie als Eltern bei Ihrem Kind beobachten können:

- Wenn das Hüftgelenk nicht normal ausgebildet ist, entwickelt der Säugling schon in den ersten Wochen eine Schonhaltung, indem er die Muskeln auf der geschädigten Seite stärker anspannt. Dadurch kann er das betroffene Bein nicht richtig abspreizen, was beim Wickeln oft deutlich zu erkennen ist.
- Ist der Hüftkopf aus seiner normalen Position nach oben hin herausgerutscht, erscheint das betroffene Bein im Vergleich zum gesunden Bein kürzer, die Haut an Oberschenkel und Po wirft auf beiden Beinseiten unterschiedliche Falten. Liegt das Baby auf dem Bauch, lässt sich das gut erkennen – allerdings nur, wenn lediglich ein Bein betroffen ist.
- Häufig lässt sich beobachten, dass das Kind sein erkranktes Bein deutlich weniger bewegt als das gesunde. Lernt es dann laufen, zeigt sich eine Fehlbildung an einem watschelnden, hinkenden Gang.

Anzeichen früh erkennen

Was kann man tun? – Konservative Verfahren

In den meisten Fällen kann eine Fehlstellung der Hüfte ohne Operation wirksam behandelt werden. Vor allem, wenn die Dysplasie bei einem Neugeborenen festgestellt wird, sind chirurgische Eingriffe nur äußerst selten notwendig.

Die konkrete Therapie richtet sich nach dem Alter des Kindes und dem Grad der Fehlstellung. Üblich sind dabei verschiedene Methoden, die verhindern sollen, dass der Hüftkopf aus der Hüftpfanne heraus-springt, die Dysplasie also eine Luxation nach sich zieht. Außerdem soll das Gelenk stabil gehalten wer-den, damit es sich im weiteren Wachstumsverlauf normal entwickeln kann. Ist bereits eine Hüftluxa-tion vorhanden, muss das Gelenk zunächst wieder eingerenkt werden. Dann kann mit einer der fol-genden Behandlungen begonnen werden:

- Ergeben die folgenden Untersuchungen, dass das Gelenk nach dem Einrenken wieder normal ist, ist es in den ersten Lebensmonaten meistens ausrei-chend, wenn Sie Ihr Baby breit wickeln. Das bedeu-tet, dass Sie etwa ein Windelpaket zwischen die ab-gespreizten Beine legen – die richtige Vorgehens-weise wird der Arzt Ihnen ausführlich zeigen und erklären.

Breit wickeln hilft in den meisten Fällen

- In schwierigeren Fällen – wenn das Gelenk zu einer zunehmenden Verrenkung tendiert – wird der Arzt meist eine Spreizhose verordnen, die Ihrem Kind individuell angepasst wird. Statt einer Hose kön-nen aber auch Bandagen verwendet werden. Die Spreizung der Beine wird in beiden Fällen Stück für Stück und unter ärztlicher Aufsicht verstärkt.
- In wenigen Fällen ist das Gelenk in sich so insta-bil, dass der Hüftkopf immer wieder aus der Pfan-ne herausspringt. Dann ist ein Gipsverband am sinnvollsten, der das Bein eine Weile ganz ruhig-stellt.
- Physiotherapeutische Übungen sind bei allen genannten Behandlungsmethoden wichtig. Sie sollen zum einen die Muskeln trainieren, die das Hüftgelenk stützen, zum anderen helfen sie dem

Kind, nach der Ruhigstellung durch Gips oder Bandagen wieder beweglich zu werden. Auch auf eine Operation sollte unbedingt eine entsprechende Physiotherapie folgen.

Operation einer Dysplasie

In seltenen Fällen, in denen meist ältere Kinder betroffen sind, muss das Hüftgelenk operativ behandelt werden. Auch hier gibt es verschiedene Verfahren, die alle zum Ziel haben, das Gelenk Ihres Kindes dauerhaft in seiner natürlichen Position zu stabilisieren.

Selten ist eine Operation notwendig

- Bei der Beckenosteotomie wird der Knochen des Darmbeines durchtrennt und die Hüftpfanne durch den entstandenen Spalt so verschoben, dass sie sich wieder über den Hüftkopf stülpt. Anschließend wird das Gelenk so fixiert, dass es in dieser Stellung bleibt.
- Ist eine Beckenosteotomie aufgrund verschiedener Faktoren nicht mehr möglich, werden bei der Triple-Osteotomie Sitz-, Darm- und Schambein durchtrennt und dann Hüftkopf und -pfanne wieder in die richtige Position geschoben.
- Bei der sogenannten Pfannendachplastik schließlich stößt der Arzt einen Knochenkeil in das Dach der Hüftpfanne, die sich dadurch nach außen und unten vergrößert.

Aus der Praxis

Als Eltern können Sie auch nach einer Behandlung die Entwicklung der Hüften Ihres Kindes positiv beeinflussen. Kaufen Sie ihm beispielsweise ein Bobby-Car, auf dem das Kleine so oft wie möglich fahren sollte. Das Spreizen der Beine und die Bewegungen beim Anschieben kräftigen seine Muskeln und fördern die richtige Lage der Gelenke.

Dysplasie und -luxation sind die häufigsten Hüfterkrankungen bei Kindern. Es gibt allerdings noch weitere Fehlstellungen und Entwicklungsstörungen in diesem Bereich, die insbesondere junge Patienten betreffen. Hier ein Überblick über die vier wichtigsten:

Coxa Valga

Als Coxa Valga wird in der Fachsprache ein Hüftsteilstand bezeichnet. Dabei ist der Winkel des Schenkelhalses zu groß beziehungsweise zu steil geraten und nach innen gewölbt. Das kommt durchaus vor – und normalerweise verkleinert er sich dann im Laufe der Entwicklung. Ist dies nicht der Fall, hat das oft erbliche Gründe, es kann aber auch an einer anderen Erkrankung, beispielsweise einer Dysplasie oder einer Hüftluxation, liegen. Außerdem kann eine Verletzung die Ursache sein oder dauerhafte Fehlbelastung. Letztere führt oft dazu, dass die Muskeln das Hüftgelenk nicht mehr ausreichend stützen und im Gleichgewicht halten und sich der Schenkelhalswinkel nicht mehr richtig ausbilden kann.

Steilstand ist oft vererbt

Diagnostizieren kann der Arzt einen Hüftsteilstand am besten anhand eines Röntgenbildes. Darauf kann er den Winkel des Schenkelhalses erkennen und mit für den Entwicklungsstand des Patienten üblichen Werten abgleichen.

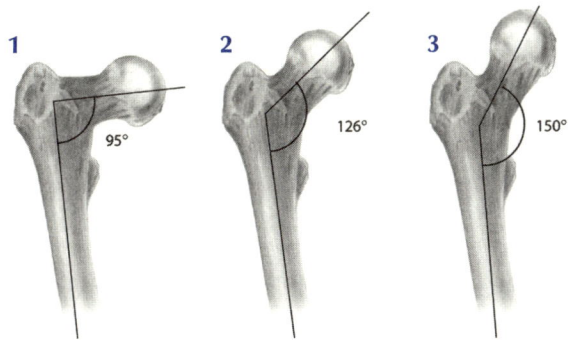

Schenkelhals-anomalien

1 *Coxa vara:*
CCD-Winkel
< 120°

2 *Norm:*
CCD-Winkel
120–140°

3 *Coxa valga:*
CCD-Winkel > 140°

Anzeichen
Ein Symptom für Hüftsteilstand ist der charakteristische watschelnde Gang, das sogenannte Trendelenburg-Zeichen. Es entsteht, wenn die Muskeln das Gelenk nicht mehr ausreichend stützen können und dieses daraufhin instabil geworden ist. Ziehende Schmerzen im Bereich des Hüftgelenkes können ebenfalls ein Symptom sei. Auch schmerzhafte Entzündungen in den Gesäßmuskeln deuten auf eine Coxa Valga hin. Sie rühren daher, dass diese Muskelbereiche schon bei normalen Bewegungen übermäßig belastet werden. Diese Symptome sind für Eltern sehr kleiner Kinder natürlich viel schwerer auszumachen, da ein Baby noch nicht sagen kann, wo es ihm weh tut.

Das Gelenk wird instabil

Was kann man tun?
Häufig ist der Hüftsteilstand bei einem Kind noch kein Anlass zur Beunruhigung, denn in vielen Fällen

normalisiert sich der Winkel des Schenkelhalses im Laufe des Wachstums ganz von alleine. Eine Beeinträchtigung der Entwicklung durch einen zeitweiligen Steilstand ist meist nicht zu befürchten, die Hüften sollten jedoch regelmäßig untersucht werden. Denn löst sich das Problem nicht von selbst, muss mit einer Therapie nachgeholfen werden.

Selten kommen die kleinen Patienten dann an einer Operation vorbei. Bei dem Eingriff, einer sogenannten Osteotomie (genauer: Varisations-Osteotomie), entfernt der Arzt ein keilförmiges Stück aus der Innenseite des Oberschenkelknochens. So wird der Schenkelhalswinkel abgeflacht und normalisiert. Da bei dieser Operation das Bein um etwa ein bis zwei Zentimeter verkürzt wird, muss das Kind anschließend spezielle orthopädische Einlagen tragen, um die unterschiedliche Länge der Beine auszugleichen. Konservative Behandlungen können im Falle eines Hüftsteilstandes lediglich die akuten Beschwerden lindern, oft werden auch schmerzstillende Medikamente eingesetzt. Ist der watschelnde oder hinkende Gang bereits sehr ausgeprägt, kann eine gezielte Physiotherapie helfen, die Gesäßmuskeln zu trainieren und wieder zu kräftigen.

Physiotherapie hilft zusätzlich

Coxa Vara

Während der Winkel des Schenkelhalses bei der Coxa Valga zu groß ist, ist er bei einer Coxa Vara zu klein. Diese Erkrankung kann sowohl angeboren sein als auch erst im Laufe der Zeit entstehen und kommt eher selten vor – und meist nur auf einer

Seite. Dann führt der zu kleine Schenkelhalswinkel dazu, dass ein Bein kürzer ist als das andere.

Selbst wenn ein Kind mit Coxa Vara zur Welt kommt, kann dies direkt nach der Geburt noch nicht festgestellt werden. Erst im Alter von etwa ein bis zwei Jahren ist eine eindeutige Diagnose möglich. Dann beginnt der zu schwache Schenkelhals den Belastungen durch das Laufen nachzugeben und sein Winkel verkleinert sich.

Ursachen für eine Coxa Vara können neben erblichen Faktoren eine Störung des Knochenstoffwechsels oder eine Unterversorgung mit Vitamin D sein. Solchen Fällen liegt oft eine andere Erkrankung zugrunde, wie beispielsweise eine Rachitis, bei der die Knochen nicht mehr mit ausreichend Kalzium und Phosphat versorgt werden. Die Knochen sind deshalb nicht mehr in der Lage, Belastungen standzuhalten, der Schenkelhalswinkel gibt nach und verkleinert sich.

Erst nach ein bis zwei Jahren ist eine Diagnose möglich

Anzeichen

Die Symptome einer Coxa Vara lassen sich in der Regel erst einmal nicht genau zuordnen. Die Kinder klagen meistens über Schmerzen in der Hüftgegend, insbesondere beim Laufen oder bei stärkerer Belastung. Äußerlich macht sich die Erkrankung durch einen deutlichen Längenunterschied der Beine bemerkbar, wobei die gesunde Seite länger erscheint. Und wie beim Hüftsteilstand, so fällt den Eltern auch hier in erster Linie ein watschelnder, hinkender Gang auf, das Trendelenburg-Zeichen.

Tatsächlich Aufschluss geben kann jedoch nur eine Röntgenuntersuchung, mittels derer der Arzt einen verkleinerten Schenkelhalswinkel deutlich erkennen kann.

Was kann man tun?

Wie eine Coxa Vara behandelt wird, hängt vor allem vom Alter des Kindes ab. Auch die Stärke der Verformung spielt eine wichtige Rolle. Es kommt durchaus vor, dass sich der Schenkelhals bei kleinen Kindern nach einer Weile von selbst wieder aufrichtet – doch darauf verlassen kann man sich nicht. Deshalb sind regelmäßige Untersuchungen und rechtzeitiges Eingreifen unbedingt notwendig. Generell sollte die Erkrankung so früh wie möglich behandelt werden, in der Regel durch einen operativen Eingriff. Bei dieser sogenannten Osteotomie (genauer: Valgisationsosteotomie) wird ein keilförmiges Stück aus der Außenseite des Oberschenkels entnommen, um den Winkel des Schenkelhalses wieder zu vergrößern. Auf diese Weise ist er weniger stark Belastungen ausgesetzt und auch die Gesäßmuskeln werden nicht mehr übermäßig stark beansprucht – so kann sich nicht zuletzt der Gang nach der Operation wieder normalisieren. Erfolgt der Eingriff jedoch zu spät, hat sich das Gelenk möglicherweise schon stark verändert. Dann können zum einen die Beschwerden nicht mehr völlig ausgeräumt werden, zum anderen besteht ein hohes Risiko, früh an Arthrose im Hüftgelenk zu erkranken.

Wirksame Alternativen zu einer Operation gibt es in den meisten Fällen nicht. Zwar kann man versuchen, den Schenkelhals mithilfe orthopädischer Orthesen – speziellen Gestellen – zu entlasten. Doch auf diese

Die Therapie hängt vom Alter ab

94

Weise lässt sich höchstens das weitere Verkleinern des Schenkelhalswinkels verlangsamen.

Perthes-Erkrankung

Eine Störung der Knochen- und Knorpelbildung, die meist zwischen dem 3. und 12. Lebensjahr auftritt, nennt man Perthes-Erkrankung, manchmal auch juvenile Hüftkopfnekrose. Besonders häufig betroffen sind Kinder zwischen fünf und acht Jahren.

Bei dieser Form der Erkrankung wird der Hüftkopf nicht mehr ausreichend mit Blut versorgt, was einen Mangel an Sauerstoff und Nährstoffen in diesem Bereich nach sich zieht. Die Folge: Einzelne Knochenbereiche und Knochenmark sterben ab. Wird die Krankheit rechtzeitig behandelt, kann sich jedoch neuer Knochen bilden, bis hin zur vollständigen Heilung. Das kann innerhalb weniger Monate geschehen, in manchen Fällen aber auch Jahre dauern – je nachdem, wie stark der Hüftkopf geschädigt ist. Wichtig ist hierfür eine konsequente Therapie, denn sonst kann eine Perthes-Erkrankung zu dauerhaften Veränderungen des Hüftgelenkes – bis hin zu dessen völliger Steifheit – führen.

Die Durchblutung ist gestört

Welche Ursachen für die Durchblutungsstörungen verantwortlich sind, die eine Perthes-Erkrankung erst möglich machen, ist bisher ungeklärt. Klar ist lediglich, dass gerade der Hüftbereich in der Kindheit besonders sensibel ist. So kann schon eine Entzündung und die damit verbundene Schwellung ausreichen, die Blutversorgung zu bremsen oder völlig zu stoppen. Auch Knochenbrüche kommen als Ursache infrage. Möglicherweise spielt aber auch hier die Vererbung wieder einmal eine entscheidende Rolle, denn Jungen sind von dieser Krankheit viermal häufiger betoffen als Mädchen.

Anzeichen

Wie viele Hüfterkrankungen, so äußert sich auch die Perthes-Erkrankung zunächst nicht durch eindeutige Symptome. Häufig treten Schmerzen auf, insbesondere bei stärkeren Belastungen. Doch es ist nicht nur die Hüfte, die den kleinen Patienten weh tut, vor allem spüren sie die Beschwerden im Knie, weil die Schmerzen in diese Region besonders häufig ausstrahlen. Nach einiger Zeit fangen die meisten Kinder an zu hinken und es kommt zu Bewegungseinschränkungen in der kranken Hüfte. Anzeichen, auf die Eltern achten können, sind, dass die Betroffenen das Bein kaum noch abspreizen können und es ihnen schwerfällt, das Bein nach innen oder nach außen zu drehen.

All das sind Symptome, die den Arzt in der Regel zu einer Röntgenuntersuchung oder einer Kernspintomografie veranlassen werden, mit deren Hilfe man eine Perthes-Erkrankung bereits in einem sehr frühen Stadium einwandfrei diagnostizieren kann.

Was kann man tun?

Die gute Nachricht vorweg: Eine Perthes-Krankheit kann durchaus vollständig geheilt werden. Die schlechte: Der Erfolg lässt in der Regel recht lange auf sich warten – einige Jahre sind keine Ausnahme – und damit er sich einstellt, ist viel Disziplin seitens der kleinen Patienten und der Eltern nötig. Doch es lohnt sich!

Keine eindeutigen Symptome

96

Zunächst einmal sollen langfristige Schäden wie eine Hüftgelenksarthrose verhindert werden. Außerdem soll sich der Knochen des Hüftkopfes neu aufbauen und das Gelenk wieder zu normalen Bewegungsabläufen fähig sein. Wie die Behandlung im Einzelnen verläuft, ist abhängig vom Alter Ihres Kindes und der Schwere der Hüftkopfschädigung. Bei Kleinkindern mit leichten Schädigungen reicht manchmal schon eine genaue Beobachtung aus, denn die Knochen regenerieren sich nicht selten von alleine.

Manchmal reicht eine Beobachtung aus

Ist der Hüftkopf aber schon stärker angegriffen, müssen größere Belastungen vermieden werden, eine gezielte Krankengymnastik ist dann von Vorteil. Am Wichtigsten ist jedoch, dass das betroffene Gelenk so weit wie möglich entlastet wird, bis sich der Knochen wieder erholt und aufgebaut hat. Hier kann – bei älteren Kindern – eine Orthese zusätzlich helfen. Darunter versteht man eine Schiene, die so am kranken Bein befestigt wird, dass es ruhig gestellt und auf diese Weise keinen starken Belastungen ausgesetzt ist. Damit eine Orthese den Heilungsprozess nachhaltig beeinflussen kann, muss sie genau an Ihr Kind angepasst und etwa ein Jahr lang getragen werden.

Kaum noch angewandt werden heute Becken- und Beingipse, die die betroffenen Körperpartien völlig ruhigstellen. Sie können eine Verkürzung des Beines und vor allem eine Rückbildung der Beinmuskulatur zur Folge haben. Dasselbe gilt für die sogenannte Liege- oder Bettkur, die früher oft angeordnet wurde.

Kaum noch angewandt werden heute Becken- und Beingipse

Ist der Hüftkopf sehr stark geschädigt und ist das Kind schon älter, wird häufig zu einer Operation geraten. Zum einen, weil die Wahrscheinlichkeit sehr gering ist, dass sich der Knochen wieder selbst heilen kann, zum anderen kann so die Therapiezeit erheblich verkürzt werden.

Generell gilt für alle Patienten, dass sie auch nach dem Abklingen der Perthes-Erkrankung darauf achten sollten, das betroffene Bein nicht mehr allzu stark zu belasten – ein Leben lang.

Jugendliche Hüftkopflösung

Jungen sind stärker gefährdet

Wie bei der Perthes-Erkrankung, so sind bei der jugendlichen Hüftkopflösung Jungen ebenfalls stärker gefährdet als Mädchen. Auch hier ist – wie der Name schon sagt – im Wesentlichen der Hüftkopf betroffen, jedoch tritt die Krankheit in der Regel erst im Laufe der Pubertät auf. Der Grund dafür ist die Hormonumstellung des Körpers in dieser Zeit, auch wenn die genauen Zusammenhänge noch immer nicht ganz erforscht sind. Möglich ist darüber hinaus eine erbliche Veranlagung, denn in vielen Fällen litt ein Elternteil des Patienten ebenfalls an einer solchen Hüftkopflösung im Teenageralter. Auffällig ist in diesem Zusammenhang, dass viele der erkrankten Kinder deutlich übergewichtig sind – was die Gelenke ganz allgemein natürlich stärker belastet.

Eine jugendliche Hüftkopflösung bedeutet, dass sich die Verbindung zwischen Hüftkopf und Oberschenkelhals lockert und es dadurch zu Verschiebungen kommt. Das kann sich, beispielsweise durch einen Unfall, ganz plötzlich äußern. Dann rutscht der Hüftkopf schlagartig vom Schenkelhals und verschiebt

98

sich. Man spricht in solchen Fällen von der akuten Form. Häufiger tritt jedoch die chronische Variante auf, bei der sich der Hüftkopf über eine längere Zeit – oft Wochen oder Monate – lockert und Stück für Stück abrutscht. Der Schenkelhals verschiebt sich dabei nach oben.

Wird eine solche Erkrankung frühzeitig erkannt und behandelt, kann sie in der Regel sehr gut verheilen, denn der Knochen ist in der Lage, sich selbst zu regenerieren und eventuelle Schwachstellen auszugleichen. Dann kann das Kind nach einiger Zeit wieder völlig beschwerdefrei leben. In manchen Fällen können jedoch Veränderungen des Gelenkes zurückbleiben, die Bewegungseinschränkungen und ein erhöhtes Arthroserisiko zur Folge haben.

Gute Heilungschancen

Anzeichen

Alarmzeichen, die auf eine jugendliche Hüftkopflösung hindeuten können, sind Schmerzen in der Hüfte, im Oberschenkel und wiederum meistens auch im Knie. Darüber hinaus ist die Beweglichkeit des betroffenen Beines meist stark eingeschränkt, bei gebeugter Hüfte dreht das Kind das Bein automatisch nach außen, und vor allem kann es das Bein nicht mehr ohne Schmerzen nach innen drehen. Hat sich der Hüftkopf bereits deutlich verschoben, ist auch Hinken ein häufiges Signal.

Alarmzeichen

Insbesondere dann, wenn sich der junge Patient gerade in der Pubertät befindet, sollten Sie als Eltern ihn auf eine Hüftkopflösung hin untersuchen lassen. Da auch andere Erkrankungen im Bereich der Hüfte solche Symptome aufweisen, kann nur ein Röntgenbild beziehungsweise eine Kernspintomografie endgültige Aufklärung bringen. In einem frühen Stadium kann der Arzt bereits sehen, ob sich die Wachstumsfuge zwischen Hüftkopf und Schenkelhals gelockert hat.

> **Aus der Praxis**
>
> Selbst wenn die Beschwerden nur auf einer Seite auftreten, sollte der Arzt unbedingt beide Beine untersuchen. Denn in rund der Hälfte aller Fälle erkranken im Laufe der Zeit beide Hüften. Bestehen Sie als Eltern ruhig auf dieser zusätzlichen, aber sinnvollen Untersuchung.

Was kann man tun?

In den meisten Fällen wird der Arzt bei einer jugendlichen Hüftkopflösung zu einer Operation raten. Dabei stehen verschiedene Methoden zur Auswahl, die je nach dem Grad der Schädigung angewandt werden können. Ziel aller Vorgehensweisen ist es, ein weiteres Abrutschen des Hüftkopfes zu verhindern und das Gelenk möglichst wieder in seine natürliche Position zu bringen. Nur so kann Ihr Kind sich wieder frei bewegen, Folgeerkrankungen wie beispielsweise Arthrose werden verhindert.

Verschiedene Methoden stehen zur Auswahl

Bei einem operativen Eingriff wird meist der Hüftkopf mit Drahtstiften oder Schrauben am Oberschenkelhals befestigt, damit er nicht weiter abrutschen kann. Besser sind in jedem Fall Stifte, da sie das Knochenwachstum weniger stark beeinträchtigen als die größeren Schrauben. Letztere können im ungünstigsten Fall dazu führen, dass der betroffene

100

Knochen nicht mehr weiterwächst und sich daraus
ein Unterschied in der Länge beider Beine ergibt.
Diese Differenz muss dann später unter anderem
mit orthopädischen Einlagen ausgeglichen werden. In manchen Fällen muss der Arzt jedoch zu
Schrauben greifen und dieses Risiko eingehen, um
den Hüftkopf wirksam fixieren zu können. Damit
Stifte oder Schrauben optimal eingepasst werden
können, wird ihre Lage während der Operation ständig mithilfe von Röntgenbildern kontrolliert.

*Den Hüftkopf
optimal fixieren*

Aus der Praxis

Da oft beide Beine von der Hüftkopflösung
betroffen sind, kann es sinnvoll sein, das ver-
meintlich gesunde Bein vorbeugend ebenfalls zu
stabilisieren. Denn in den meisten Fällen erkranken die Hüften nicht gleichzeitig, sondern kurz
nacheinander – so kann dem Kind möglicherweise eine zweite Operation erspart werden. Ob ein
solcher vorbeugender Eingriff ratsam ist oder
nicht, wird der Arzt im Einzelfall mit den Eltern
besprechen.

Sportler – eine besondere Patientengruppe

Knochen und Gelenke lieben Bewegung. Sie stärkt sie und sorgt für eine ausreichende Produktion an Gelenkschmiere, sodass sie nicht einrosten. Auch Sport, selbst wenn er sehr intensiv betrieben wird, ist für die Hüften in der Regel nicht schädlich. Er birgt jedoch einige Risiken, besonders wenn er mit starken, einseitigen Belastungen verbunden ist und der Sportler es versäumt, für den nötigen Ausgleich zu sorgen. Dann ist die Hüfte empfänglich für Erkrankungen und Verletzungen.

Sport schadet den Hüften normalerweise- nicht

Vor allem Ballsportarten mit einem direkten, oft harten Kontakt zum Gegner, wie beispielsweise Fußball, bergen ein hohes Verletzungsrisiko. Dazu kommt, dass Verletzungen manchmal nicht richtig ausheilen können, weil insbesondere Leistungssportler unter einem hohen Druck stehen und zu schnell wieder mit dem Training beginnen – Schmerzen werden mit Medikamenten betäubt und Beschwerden so lange ignoriert, bis es zu spät ist. Doch ein verletztes Gelenk ist immer eine Schwachstelle, die nicht selten mit wiederkehrenden – manchmal nur kleinen – Blessuren auf sich aufmerksam macht. Werden diese Warnsignale nicht ernst genommen und behandelt, kann bereits in jungen Jahren eine Hüftgelenksarthrose entstehen.

Wenn Sie von einer Hüfterkrankung betroffen sind,

müssen Sie längst nicht alle sportlichen Hoffnungen begraben, wie viele Beispiele zeigen. Wichtig ist neben einer raschen Therapie in erster Linie, dass Sie die speziellen Risiken erkennen und Ihre Gelenke langfristig entlasten beziehungsweise für den nötigen Ausgleich sorgen.

Aus eigener Erfahrung: Ein Sportler berichtet

Dass Hüfterkrankungen – selbst Arthrose – sich nicht auf ältere Menschen beschränken, zeigen die Krankheitsgeschichten zahlreicher Sportler. Ein ambitionierter Läufer von Mitte Dreißig, der über mehrere Jahre an Marathon- und Halbmarathonrennen teilnahm, berichtet: »Für mich waren gerade die Wettkämpfe immer etwas ganz Besonderes. Bis ich bei einem Halbmarathon plötzlich starke Muskelschmerzen spürte. Sie zogen sich über den Po bis hinunter zum Oberschenkel. Als die Schmerzen auch nach dem Rennen nicht aufhörten, bin ich dann doch zum Arzt gegangen – und konnte seine Diagnose erst gar nicht glauben: Arthrose im Hüftgelenk! Ich dachte immer, das sei eine Krankheit, an der nur ältere Menschen leiden. Bei mir kam die Arthrose wohl von der starken und einseitigen Belastung, wie mir der Arzt erklärte. Er riet mir dringend zu einem künstlichen Hüftgelenk, das war natürlich erst einmal ein Schock. Letztendlich habe ich mich aber dann doch dazu entschlossen, alleine schon der Schmerzen wegen. Nach der Operation bin ich mit Aquajogging und Fahrradfahren wieder fit

Arthrose durch einseitige Belastung

geworden – und vor Kurzem habe ich an meinem ersten Marathon nach der Therapie teilgenommen – ganz ohne Schmerzen!«

Die häufigsten Verletzungen und Erkrankungen

Regelmäßiges Joggen auf hartem Straßenbelag, robustes Grätschen beim Fußball oder ein beherzter Hechtsprung beim Tennis – das sind nur ein paar Beispiele für Situationen, in denen die Hüften stark belastet werden. Je jünger Sportler sind, desto temperamentvoller ist oft ihr Einsatz, was sie sehr anfällig für Verletzungen macht. Ihre älteren Kollegen haben dagegen eher mit Überlastungssymptomen zu kämpfen. Beide Gruppen tragen ein erhöhtes Risiko, später an einer Arthrose zu erkranken. Deshalb sollten Sie unbedingt darauf achten, selbst kleine Verletzungen völlig auszukurieren und den betroffenen Bereich ausreichend zu dehnen, bevor Sie wieder mit dem Training beginnen. Das A und O vor dem Sport ist natürlich, sich gründlich aufzuwärmen, denn auf diese Weise können Sie Verletzungen wirksam vorbeugen.

Junge Sportler sind anfälliger für Verletzungen

Nicht immer ist jedoch das Hüftgelenk direkt betroffen. In seiner unmittelbaren Nähe gibt es Bereiche, die besonders sensibel für sehr schmerzhafte Verletzungen und Reizungen sind:

- Adduktoren
- Oberschenkelmuskulatur
- Gesäßmuskeln
- Schleimbeutel

*Langfristige
Schäden
verhindern*

Akute oder chronische Beschwerden in diesen Regionen sollten Sie rasch mit einer gezielten Therapie behandeln lassen und – auch wenn es schwerfällt – eine Sportpause einlegen. Nur so verhindern Sie längerfristige Schäden, die Sie vielleicht eines Tages zwingen könnten, ganz mit dem Training aufzuhören.

Aus der Praxis

Hüftprobleme müssen nicht das Ende einer sportlichen Karriere bedeuten. Ein Beispiel dafür ist ein 20-jähriger Zehnkämpfer, der besonders beim Hürdenlauf deutliche Schmerzen in Leistengegend und Hüfte verspürte, was ihn dazu veranlasste, in der sportmedizinischen Sprechstunde Rat zu suchen. Eine gute Entscheidung, denn die Röntgenbilder zeigten eine knöcherne Wucherung im Übergangsbereich vom Schenkelhals zum Hüftkopf. Diese stieß bei der für den Hürdenlauf notwendigen Beugung an die Hüftpfanne an und verursachte die Schmerzen. Zunächst wurde eine konservative Therapie angewandt – eine Kombination aus Physiotherapie, Medikamenten und Injektionen. Da jedoch keine Besserung eintrat, wurde die Wucherung schließlich bei einer Arthroskopie der Hüfte abgetragen. Seither hat der Patient keinerlei Schmerzen mehr, im Hürdenlauf ist er besser als je zuvor.

Adduktorenzerrung oder -riss

Die Adduktoren sind Muskeln, die den Oberschenkel heranziehen und die das Hüftgelenk sowie den

Beckenbereich stabilisieren. Sind sie verkürzt, ist das Becken nicht frei beweglich. Wird dann das Bein ruckartig ungewöhnlich weit abgespreizt, kann der Muskel leicht gezerrt, gerissen oder angerissen werden. Das passiert vor allem dann, wenn die Adduktoren nicht genügend trainiert und somit empfindlicher sind.

Viele Fußballer kennen den plötzlichen Schmerz im Leistenbereich, oft nach einer abrupten Spreizbewegung. Wenn die Adduktorenmuskulatur verletzt ist, treten die Beschwerden auch beim schnellen Laufen auf. Dann hilft erst einmal nur Kühlen und das Bein mithilfe eines Verbandes ruhig zu stellen. Ist der Muskel nur gezerrt, können Sie nach wenigen Tagen wieder mit Dehnübungen und nach einer Woche mit dem Training beginnen. Bei einem Faserriss dauert die Sportpause etwa ein bis zwei, bei einem Muskelriss drei Wochen. Nur in seltenen Fällen muss ein Adduktorenriss operiert werden, dann ist das Sehnengewebe so stark degeneriert, dass es entfernt wird. In manchen Fällen, wenn die Sehnen sehr stark verkürzt sind, werden sie bei einem Eingriff auch künstlich verlängert. Nach einer solchen Operation dauert es in der Regel zehn bis zwölf Wochen, bis Sie als Sportler wieder voll einsatzfähig sind.

Plötzlicher Schmerz in der Leiste

Egal ob Zerrung oder Riss: Immer sollten Sie darauf achten, dass die Muskulatur danach ausreichend gedehnt wird. Nur dann kann die Verletzung dauerhaft und vollständig verheilen.

Oberschenkelzerrung oder -riss

Die Oberschenkelmuskulatur steuert unter anderem die Bewegung des Hüftgelenkes und stabilisiert es. Vor allem wenn Sie sich vor dem Sport nicht ausreichend aufgewärmt haben, ist sie anfällig für Verletzungen wie Zerrungen, Risse oder Faserrisse. Die Schmerzen erinnern an einen Messerstich und machen weitere Aktivitäten unmöglich. Im Gegensatz übrigens zu einem Muskelabriss, bei dem viele erst einmal überhaupt keine Schmerzen spüren.

Oft nicht ausreichend aufgewärmt

Eine genaue Diagnose kann der Arzt mittels Ultraschall oder Röntgen treffen, dann können Zerrungen und Faserrisse meist konservativ behandelt werden und sind nach etwa zwei Wochen wieder ausgeheilt. Muskelrisse werden – insbesondere bei Leistungssportlern – meist operiert und ziehen nicht selten eine längere Genesungszeit nach sich. In vielen Fällen ist der Sportler nach zehn bis zwölf Wochen, nach einigen Wochen der Dehnung und des Aufbautrainings, wieder voll belastbar.

Gesäßmuskelreizung

Ist die Gesäßmuskulatur gereizt, haben Sie möglicherweise zu hart trainiert oder mehrere kleine Verletzungen konnten nicht richtig verheilen. Auch Menschen mit einer Hüftfehlstellung oder Funktionsstörungen der Lendenwirbelsäule neigen zu diesen Beschwerden. Wenn Sie häufiger darunter leiden, sollten Sie auch Ihre Hüften genauer untersuchen lassen. Gesäßmuskelreizungen machen sich in erster Linie durch Schmerzen in der Hüft-Lenden-Region bemerkbar, vor allem bei Belastungen. Auch nachts verspürt man Schmerzen, wenn man auf der betroffenen Seite liegt, morgens bereitet das Aufstehen Probleme.

Mittels Röntgenaufnahmen schließt der Arzt zunächst andere Ursachen aus, bevor eine in der Regel konservative Behandlung beginnt. Sie umfasst sowohl Elektrotherapie als auch Dehnbehandlungen und Massagen. Nach einer Woche Ruhe können Sie wieder mit dem Training beginnen und sind meist nach etwa zwei Wochen wieder voll einsatzfähig.

Schleimbeutelreizung

Besonders im Bereich der Hüftgelenke sowie in den Schultern und Knien gibt es zahlreiche Schleimbeutel. Wie Kissen liegen sie zwischen Muskel und Knochen und schützen so beide vor Druck und Reibung. Sie sind mit einer Flüssigkeit gefüllt, die sich auch in den Gelenkkapseln befindet.

Kissen zwischen Muskel und Knochen

Ausgelöst werden kann eine Reizung durch Verletzungen wie beispielsweise eine Prellung. Dann füllen sich die Beutel, die normalerweise nur wenig Gelenkflüssigkeit enthalten, innerhalb kürzester Zeit mit Blut – in diesem Fall spricht man von einer akuten Schleimbeutelreizung.

Die Erkrankung kann aber auch schleichend verlaufen und somit chronisch werden. Ursache hierfür ist meist eine andauernde, einseitige Belastung oder eine Muskelverspannung, der Verschleiß des benachbarten Hüftgelenkes kann ein weiterer Grund für eine chronische Reizung sein.

Erkennen können Sie gereizte Schleimbeutel an den typischen Symptomen einer Entzündung: Der betroffene Bereich ist gerötet, schwillt an, fühlt sich warm an und schmerzt. Manchmal ist zusätzlich die Bewegungsfähigkeit eingeschränkt und man spürt die größere Ansammlung von Flüssigkeit an der gereizten Stelle. Haben dann noch Bakterien zu einer Infektion geführt, können Fieber und sogar Schüttelfrost als Anzeichen hinzukommen, in jedem Fall hat der Betroffene starke Schmerzen.

Kühlen und ruhig stellen

Der Arzt diagnostiziert eine Schleimbeutelreizung auf dem Röntgenbild oder mithilfe einer Ultraschalluntersuchung, in manchen Fällen kann eine Kernspintomografie nötig sein. Dann wird die betroffene Region erst einmal gekühlt und so gut es geht mit einem Verband ruhig gestellt. In schwereren Fällen kann der Schleimbeutel punktiert werden, damit die Flüssigkeit abfließt.

Nach spätestens vier Wochen sind Sie normalerweise wieder fit, allerdings sollten Sie möglichst die Ursachen beseitigen, die zu der Erkrankung geführt haben. Dazu gehört beispielsweise für ausreichende Entlastung zu sorgen und Muskelverspannungen durch gezielte Krankengymnastik zu beheben beziehungsweise ihnen vorzubeugen.

Aus der Praxis

Besonders bei Sportlern taucht immer wieder der Begriff der »weichen Leiste« auf. Darunter versteht man eine Schwäche des Bindegewebes, eine Vorstufe des Leistenbruchs. Diese führt gerade bei Sportlern oft zu erheblichen Schmerzen in den Hüften und muss behandelt werden. Helfen konservative Methoden wie Physiotherapie,

> Medikamente und Injektionen nicht weiter, besteht die Möglichkeit eines minimal-invasiven Eingriffs, bei dem ein künstliches Netz in dem betroffenen Bereich verklebt wird. So wird das geschwächte Bindegewebe verstärkt und die Schmerzen verschwinden in fast allen Fällen wieder.

Mit Rehabilitation zu alter Stärke

Sind die akuten Beschwerden ausreichend behandelt worden, ist eine gezielte Rehabilitation gerade für Sie als Sportler besonders wichtig. Sie hilft Ihnen, Ihre Leistungsfähigkeit allmählich wieder zu steigern, bis Sie wieder voll belastbar sind und Ihr gewohntes Training wieder aufnehmen können.

Gezielte Reha für Sportler

Welche Methoden bei einer solchen Reha zum Einsatz kommen, hängt im Wesentlichen von Art und Schwere Ihrer Erkrankung ab. Bei leichteren Verletzungen wie beispielsweise einer Zerrung reicht eine kurze Ruhephase meist aus. Danach kann mit leichtem Training begonnen werden, das dann allmählich gesteigert wird. Dabei bieten Stützbandagen oder Tapeverbände zusätzlich Entlastung und Schutz. Bis Sie Ihr Training wieder voll aufnehmen können, dauert es meist einige Wochen. Diese Schonzeit ist wichtig, um eine erneute Verletzung oder dauerhafte Schäden zu vermeiden.

Beginnen Sie am besten so bald wie möglich mit einer Physiotherapie. Sie behandelt unter anderem Ihre akuten Beschwerden beispielsweise mit

Schmerzmitteln, setzt aber auch orthopädische Hilfsmittel wie Schienen, Bandagen, Stützapparate und Spezialschuhe ein, um das verletzte Gelenk zu entlasten. Das lindert ebenfalls Ihre Schmerzen und beugt gleichzeitig erneuten Verletzungen vor.

Sobald das Gewebe wieder stabiler ist, steht eine individuelle Bewegungstherapie im Vordergrund. Sie hat das Ziel, Ihre allgemeine Leistungsfähigkeit wiederherzustellen. Dehnungs- und Lockerungsübungen und spezielle Sportarten wie Schwimmen oder Wassergymnastik erlauben ein Koordinations- und Kraftausdauertraining mit leichter Belastung. In der modernen medizinischen Trainingstherapie bei Leistungssportlern erfolgt der gezielte Muskelaufbau inzwischen meist mithilfe computergesteuerter Geräte, die vor jeder Trainingseinheit den individuellen Leistungslevel berechnen.

Individuelle Therapie

Eine rehabilitative Trainingstherapie sollten Sie ins Auge fassen, wenn der verletzte Bereich längere Zeit ruhig gestellt und entlastet werden musste, etwa nach Knochenbrüchen oder schweren Muskelverletzungen. Je kürzer die Phase ist, in der das Bein ruhig gestellt werden muss, desto besser. Denn dann halten sich unangenehme Auswirkungen wie steife Gelenke, Muskelschwund oder Konditionsverlust in Grenzen.

Ziel aller Rehamaßnahmen ist es, Sie durch ein dosiertes Training wieder zu den schmerzfreien, körperlichen Bewegungsabläufen hinzuführen, die Sie in Sport und Alltag benötigen.

Aus der Praxis

Die Reha nach einer Sportverletzung dauert oft Wochen bis Monate und verlangt Ihnen viel Disziplin und Geduld ab. Vor allem wenn Sie keine Schmerzen mehr spüren, kann die Versuchung groß werden, zu schnell zu viel zu wollen. Damit die Behandlung ein Erfolg wird, sollten Sie sich aber die Zeit lassen, Ihre Leistungen langsam wieder zu steigern. Eventuell helfen Ihnen spezielle Entspannungstechniken dabei, innerlich gelassen zu bleiben und eine positive Einstellung zu bewahren. Fragen Sie ruhig Ihren Therapeuten nach geeigneten Übungen.

Gelenkfreundlich trainieren

Sport – auch Leistungssport – ist grundsätzlich gesund. Es besteht jedoch die Gefahr, dass der Sportler zu ehrgeizig ist oder dass er unabsichtlich bestimmte Faktoren missachtet, die später zu ernsthaften Problemen führen können. Dazu zählen nicht nur Übertraining, falsche Technik oder Bewegungsabläufe; auch die Ernährung ist von Bedeutung, denn zu einseitige Ernährung, kann zu einem Mineralstoffmangel führen.

Übertraining vermeiden

Der Trainer als Vorbild
Es ist wichtig, dass das Training, insbesondere natürlich von Leistungssportlern, in der Hand von gut ausgebildeten Trainern liegt, die über die neuesten

sportwissenschaftlichen Erkenntnisse auf ihrem Gebiet verfügen und so einen passenden Trainingsplan erstellen können. Sie sollten auch genau über die Bewegungsabläufe ihrer Sportler Bescheid wissen und über die Fehler, die sich im Training einschleichen können. Wichtig sind darüber hinaus auch Kenntnisse im Ernährungsbereich und über die körperlichen Veränderungen bei älter werdenden Sportlern.

Aus der Praxis

Manchmal wird auch unter Amateursportlern ein großer Leistungsdruck aufgebaut. Spätestens wenn Ihr Körper Ihnen erste Warnsignale sendet, sollten Sie sich fragen, ob es Ihnen die Sache wert ist, dafür Ihre Gesundheit aufs Spiel zu setzen. Und wenn Sie sich dauerhaft überfordern, müssen Sie vielleicht bald den Sport ganz an den Nagel hängen …

Zu viel des Guten: Übertraining

Von so genanntem Übertraining spricht man, wenn die Trainingsintensität dauerhaft zu hoch ist und die Zeit der Regeneration zwischen den einzelnen Einheiten nicht ausreichend lang ist. Statt die Leistung des Sportlers zu steigern, führt ein solches Training auf Dauer dazu, dass der Betreffende an Form verliert. Das Training wird als immer schwerer und ermüdender empfunden, die Leistungskurve sinkt. Das wirkt sich übrigens nicht nur auf den Körper und das damit verbundene Verletzungsrisiko aus: mit der

Die Leistungskurve sinkt

Zeit verschlechtert sich auch die seelische Verfassung des Sportlers, manchmal können sogar Depressionen auftreten. Auch das Immunsystem wird durch eine solche dauerhafte Überbelastung geschwächt, viele Krankheiten und Infekte haben leichtes Spiel. Besonders bei Kraftsportarten, aber auch beim Ausdauertraining wird schnell des Guten zu viel getan.

Sie können schon im Anfangsstadium ein Übertraining leicht feststellen, denn Ihr Ruhepuls steigt deutlich an. In einem solchen Fall sollten Sie sofort kürzer treten: mit einer längeren Regenerationsphase und wenigen, sehr leichten Trainingseinheiten. So kann sich Ihr Körper relativ rasch wieder erholen.

Der Ruhepuls steigt deutlich an

Spezialfall Kinder

Manche Kinder werden schon im Kindergartenalter als Talente entdeckt und dann entsprechend »gefördert«. Das bedeutet für den Nachwuchs nicht selten, viele Stunden in der Woche zu trainieren. Abgesehen von den seelischen Auswirkungen, die Leistungsdruck in so jungen Jahren mit sich bringt, bedeutet intensives Training eine große Belastung für Gelenke, Muskeln und Sehnen. Bei Kindern, die sehr früh mit dem Leistungssport begonnen haben, kann man später häufig körperliche Entwicklungsschäden feststellen. Die sportliche Karriere muss dann bereits in einem Alter beenden werden, in dem andere richtig loslegen. Deshalb sollten Kinder erst ab einem Alter von etwa zwölf Jahren mit Leistungssport beginnen.

Aus der Praxis

Wenn sich Ihr Kind für den Leistungssport entscheidet, sollten Sie sich als Eltern ruhig nach der
Qualifikation des Trainers und seinen Methoden
erkundigen. Nimmt er nicht genügend Rücksicht
auf die körperliche Entwicklung seiner Schützlin-
ge, ist es manchmal besser, nach einem anderen
Verein Ausschau zu halten.

Rehabilitation – wieder auf die Beine kommen

Ist eine Hüfterkrankung erfolgreich behandelt, wird sich in der Regel eine Rehabilitation, in der Fachsprache auch Anschlussheilbehandlung genannt, anschließen. Sie ist nach Operationen wie beispielsweise dem Einsatz einer Endoprothese besonders wichtig, sorgt aber auch bei vielen anderen Erkrankungen dafür, dass die Therapie langfristig erfolgreich ist.

Reha – stationär oder ambulant?

In vielen Fällen bedeutet Reha den stationären Aufenthalt in einer spezialisierten Klinik. Aber es gibt Fälle, die sich mit einer ambulanten Therapie ebenfalls gut behandeln lassen. Dann wohnt der Patient zu Hause und kommt nur für die Behandlungen in die Einrichtung. Manchmal ist sogar die Kombination von beidem möglich.

Welche dieser Reha-Formen für Sie infrage kommt, wird der Arzt mit Ihnen meist schon vor dem Beginn der Behandlung besprechen, sodass Sie sich entsprechend vorbereiten können. Bei der Auswahl einer geeigneten Klinik sind Ihnen oft der Arzt oder das Personal im Krankenhaus behilflich.

Stationärer Aufenthalt

Der Vorteil einer stationären Rehabilitation ist, dass Sie sich als Patient für einige Zeit ganz auf die

Therapie konzentrieren können – fernab von Alltagsstress und häuslichen Pflichten. Das erleichtert in vielen Fällen die Behandlung erheblich und die Heilung wird auf diese Weise beschleunigt. In Deutschland steht den Patienten ein flächendeckendes Netz an Reha-Kliniken zur Verfügung, die oft in landschaftlich ansprechenden Regionen außerhalb der Ballungsräume angesiedelt sind.

Gesund werden fernab des Alltags

Ziel einer stationären Reha ist es, das positive Ergebnis einer Therapie wie etwa einer Operation dauerhaft zu stabilisieren. Sie sollen wieder Sicherheit beim Laufen und Treppensteigen bekommen und Ihre Mobilität wiedererlangen, damit Sie sich im Alltag frei und möglichst unabhängig bewegen können. Im Normalfall verschaffen Behandlung und anschließende Reha eine erhebliche Verbesserung Ihrer Lebensqualität und ermöglichen Ihnen ein aktives Leben. Wer zuvor berufstätig war, kann seine Arbeit nach der Reha meistens wieder voll aufnehmen.

Reha – in der Regel drei Wochen

Eine stationäre Anschlussheilbehandlung dauert in der Regel drei Wochen, in Ausnahmefällen auch länger. Sie beginnt – wie der Name schon verrät – günstigerweise direkt im Anschluss an den Aufenthalt im Krankenhaus, spätestens jedoch 14 Tage danach.

Was kommt auf Sie zu?

Ist die Reha-Einrichtung weiter vom Krankenhaus entfernt, werden Sie mit einem Krankentransport dorthin gebracht. Denn Autofahren ist in der Zeit nach einer Operation tabu – und auch der Beifahrersitz ist für Sie noch nicht der passende Ort. Wem ein neues Hüftgelenk eingesetzt wurde, der sollte am besten liegend transportiert werden. Günstig ist es, wenn Sie den Koffer für die Reha schon im Krankenhaus dabeihatten oder ihn sich von Freunden oder Angehörigen bringen lassen. So haben Sie alles, was Sie brauchen, von Anfang an bei sich.

In der Reha-Klinik ist das Zimmer für Sie schon vorbereitet. Dabei handelt es sich in der Regel um Einzelzimmer, viele Einrichtungen bieten zusätzlich Doppelzimmer an, für den Fall, dass beispielsweise der Partner den Patienten begleiten möchte. Dieser zahlt dann seinen Aufenthalt privat, für den Patienten ändert sich dadurch nichts.

Es kann durchaus von Vorteil sein, wenn der Hüftpatient während seines Aufenthaltes in der stationären Reha einen vertrauten Menschen an seiner Seite hat. Das ist natürlich ganz besonders bei Kindern der Fall, aber auch ältere Patienten können davon profitieren. Wichtig ist, dass man sich durch die Begleitung nicht eingeschränkt, sondern unterstützt fühlt. Generell besteht die Möglichkeit, die eigenen Kinder mitzunehmen – gerade für Alleinerziehende manchmal ein wichtiger Aspekt. Voraussetzung ist dafür allerdings, dass die Klinik über entsprechende Unterbringungsmöglichkeiten verfügt und auch von medizinischer Seite nichts dagegen spricht.

In Begleitung zur Reha

Bevor es richtig losgeht

In der Regel ist die Reha-Einrichtung durch das Krankenhaus und die Anmeldeunterlagen über Ihre Situation gut unterrichtet. Um sich ein klares, aktuelles Bild zu verschaffen, stehen als Erstes dennoch einige Untersuchungen an. Diese richten sich auch nach möglichen weiteren Erkrankungen wie beispielsweise Diabetes. Dann wird der Arzt gemeinsam mit seinem Team einen individuellen Behandlungsplan für Sie erstellen, der sich an Ihrer körperlichen Verfassung orientiert.

In vielen Krankenhäusern werden die Patienten heute sehr ausführlich über ihre Erkrankung, die Behandlung und deren Auswirkungen informiert. Trotzdem sind nicht wenige Menschen erst einmal verunsichert, wie sie mit der Situation – beispielsweise einem neuen Hüftgelenk – umgehen sollen, welche Belastungen erlaubt sind und welche Aktivitäten nicht unbedingt förderlich sind. Deshalb wird ein Physiotherapeut gleich zu Beginn der Reha noch einmal alle wichtigen Dinge mit Ihnen durchgehen und gegebenenfalls üben. Sie betreffen in erster Linie ganz alltägliche Situationen, beispielsweise:

Welche Belastungen sind erlaubt?

- An- und Ausziehen
- Treppensteigen
- Sitzen
- Die richtige Schlafposition
- Ein- und Aussteigen in und aus dem Bett
- Bücken
- An- und Ausziehen von Schuhen und Strümpfen

So wird gleich von Anfang an vermieden, dass sich bestimmte Gewohnheiten einschleichen, die dem Hüftgelenk schaden und den Erfolg der vorangegangenen Behandlung gefährden könnten.

Eine umfassende Beratung in Sachen Hilfsmittel steht in den ersten beiden Tagen ebenfalls auf dem Programm. Ihnen wird erklärt, welche sinnvollen

120

Helfer für den Alltag es überhaupt gibt und wie Sie sie verwenden können. Manchmal wird im Gespräch mit dem Therapeuten deutlich, dass auch das häusliche Umfeld eines Patienten auf dessen neue Bedürfnisse zugeschnitten werden muss. Dann werden die notwendigen Schritte besprochen und unter Umständen bereits während des Reha-Aufenthaltes eingeleitet. Dasselbe gilt natürlich für orthopädische Maßnahmen, beispielsweise wenn es nötig ist, die Schuhe oder spezielle Orthesen individuell anzupassen.

Manche Menschen können sich nach der Therapie eine Zeit lang oder auch dauerhaft nicht selbst zu Hause versorgen. Für diese Patienten organisiert das Pflegepersonal der Reha-Einrichtung die anschließende häusliche Betreuung oder – falls nötig – den lückenlosen Übergang in eine entsprechende Versorgungseinrichtung.

Hilfe für zu Hause

Aus der Praxis

Den meisten – vor allem älteren – Patienten wird in der Reha-Klinik ein Rollator zur Verfügung gestellt. Für die Zeit nach der Therapie empfehlen aber viele Therapeuten, auf das Gerät zu verzichten und auf Gehhilfen umzusteigen. Der Grund ist, dass sich manche Patienten so sehr an ihr Wägelchen gewöhnen, dass sie gar keine Notwendigkeit sehen, wieder frei laufen zu lernen – und das ist ja das eigentliche Ziel der Behandlung. Dennoch kann es durchaus sinnvoll sein, sich zu Hause noch eine Weile auf den Rollator zu stützen, vor allem dann, wenn Sie sich mit den Gehhilfen nicht viel zutrauen. Dann besteht die Gefahr, dass Sie sich aus Vorsicht zu wenig bewegen. Welches der Hilfsmittel das richtige für Sie ist, müssen Sie also für sich selbst entscheiden. Wichtig ist dabei vor allem, dass Sie sich so viel und so angstfrei wie möglich bewegen.

Training für die Hüfte

Niemand wird überfordert

Während des Aufenthaltes in der Reha-Klinik wird bei Ihnen selten Langeweile aufkommen, dafür sorgt schon ein vielfältiges Programm, das das Team aus Ärzten und Physiotherapeuten verordnet. Aber keine Sorge: Niemand wird überfordert oder gar unter Leistungsdruck gesetzt – schließlich soll Ihre körperliche Verfassung ja allmählich und Schritt für Schritt verbessert werden. Das Programm richtet sich in erster Linie nach Ihrer Leistungsfähigkeit und besteht aus unterschiedlichen Therapiemethoden. Zu den Bausteinen, aus denen Ihre individuelle Reha-Behandlung zusammengestellt wird, zählen:

- Krankengymnastik, einzeln oder in der Gruppe
- Bewegungsbäder
- Gangschule
- Physikalische Therapie, dazu zählen Bäder, Massagen, Elektrotherapie, Wärme- und Kältebehandlungen
- Medizinische Trainingstherapie

(Diese Methoden werden auch auf den Seiten 35 ff. näher erläutert.)

Zur Krankengymnastik gehören in der Reha tägliche Laufübungen und das Treppensteigen mit Gehhilfen, um Ihnen die nötige Sicherheit für den Alltag nach dem Klinikaufenthalt zu geben. Wenn es das Wetter zulässt, wird auch das Laufen im Freien – bergauf und bergab sowie über unebene Bodenflächen – geübt. Zudem trainieren Sie gezielt Ihre Balance, die Koordination Ihrer Bewegungsabläufe, Gleichgewicht und Körperbeherrschung.

Mithilfe der medizinischen Trainingstherapie sollen die allgemeine körperliche Leistungsfähigkeit und die Muskelkraft verbessert werden. Dabei gibt es unterschiedliche Übungen für den erkrankten Hüftbereich und die an sich gesunden Körperregionen. Besonders nach einer Operation und dem Einsatz eines künstlichen Hüftgelenkes darf das betroffene Bein nur sehr langsam und vorsichtig belastet und trainiert werden. Das geschieht vor allem auf dem Laufband, am Seilzuggerät und an der Beinpresse.

Wenn nach einer Operation die Narbe gut verheilt ist, können die Patienten in einem warmen Bewegungsbecken trainieren. Diese Form der Gymnastik wird von Vielen als sehr angenehm empfunden und eignet sich auch für Nichtschwimmer, denn das Wasser ist nur so tief, dass man darin bequem stehen kann. Einzeln oder in der Gruppe üben Sie kontrollierte Lauf- und Abspreizbewegungen, was durch die gefühlte Schwerelosigkeit im Wasser enorm erleichtert wird.

Gymnastik – einzeln und in der Gruppe

Bestimmte Übungen in Rückenlage und gegen den Wasserwiderstand gehören ebenso zum Programm, Brustschwimmen allerdings ist in den ersten Monaten nach einer Prothesenoperation tabu, denn bei den Beinschlägen werden die Hüften zu sehr abgespreizt.

Gezielte Beratung und ärztliche Betreuung

Über das körperliche Training hinaus haben Sie die Möglichkeit, sich in Vorträgen und Seminaren, die viele Reha-Kliniken regelmäßig anbieten, über Ihre Erkrankung zu informieren. Auch spezielle Ernährungsberatung wird oft angeboten, die gerade Menschen, die zu Gewichtsproblemen neigen, nutzen sollten. Hier geben Experten nützliche Tipps für den Alltag zu Hause und zeigen an konkreten Beispielen, was ein gesundes, ausgewogenes Essen ausmacht.

Ihre gesamte Reha wird in der Regel von einem bestimmten Arzt koordiniert und regelmäßig kontrolliert. Er stellt das Therapieprogramm für Sie zusammen und bespricht mit Ihnen auch Ihre Lebenssituation nach dem Aufenthalt in der Klinik. Nicht selten haben Patienten einen langen und schmerzhaften Leidensweg hinter sich, waren in vielen Bereichen des Lebens stark eingeschränkt. Die Gespräche mit dem Arzt können Ihnen helfen, eventuelle Ängste – etwa vor bestimmten Bewegungen oder Therapiemethoden – abzubauen. Hier sollten Sie sich nicht scheuen, offen über Ihre Sorgen und Nöte zu sprechen, beispielsweise auch über die Frage, ob und wie sexuelle Aktivitäten nach der Behandlung möglich sind.

Der Arzt koordiniert die Therapie

Ziel einer medizinischen Behandlung und der anschließenden Reha ist es, schmerzlindernde Medikamente überflüssig zu machen oder ihre Notwendigkeit zumindest weitgehend zu reduzieren. Diese

Entwicklung wird der Arzt begleiten und genau mit Ihnen besprechen. Dabei bezieht er selbstverständlich auch mögliche andere Erkrankungen mit ein, die medikamentös behandelt werden müssen. Nach Abschluss einer Reha sollten Sie so optimal wie möglich eingestellt sein, d. h.: Sie nehmen so wenige Medikamente wie möglich und nur so viele wie nötig ein.

So wenige Medikamente wie möglich

Aus der Praxis

Viele Patienten werden nach der Reha mit dem Auto abgeholt, wenn es wieder nach Hause geht. Doch nach der Therapie ist besonders das Ein- und Aussteigen noch eine Weile eine mühsame Angelegenheit. Deshalb hier ein Tipp, wie Sie es sich so einfach wie möglich machen können: Legen Sie ein Kissen auf den Beifahrersitz, um dieses zu erhöhen. Dann setzen Sie sich langsam darauf, drehen den Oberkörper in Fahrtrichtung und ziehen dann erst die Beine in das Auto nach. Diese Drehbewegung wird durch das Kissen zusätzlich vereinfacht.

Wer zahlt was?

Ist eine Behandlung beziehungsweise Anschlussheilbehandlung medizinisch sinnvoll und notwendig, werden die Kosten hierfür von den entsprechenden Stellen übernommen. Am sinnvollsten ist es, wenn Sie sich zunächst an Ihre Krankenversicherung wenden, denn sie ist in der Regel auch der Kostenträger für Ihre Reha. Wer die Therapie aber letztendlich zahlt, hängt von den Ursachen der Erkrankung sowie den Zielen der Behandlung ab.

Normalerweise werden die Kosten eines dreiwöchigen stationären Aufenthalts übernommen (s. Zuzahlungen weiter unten auf der Seite), in Ausnahmefällen sogar für einen längeren Aufenthalt, wenn der Arzt oder die Klinik eine Verlängerung aus medizinisch-therapeutischen Gründen für notwendig halten.

Eine Verlängerung kann nötig sein

Wenn Sie berufstätig sind, haben Sie während einer Reha meist Anspruch auf eine Gehaltsfortzahlung, es sei denn, der festgeschriebene Zeitraum für eine Fortzahlung ist aufgrund einer langen Vorerkrankung bereits überschritten. Waren Sie zuvor rentenversichert, zahlt der Rentenversicherungträger in solchen Fällen ein Übergangsgeld, dies gilt übrigens auch für Arbeitslose und Hartz-IV-Empfänger.

Wenn in Ihrem Haushalt Kinder leben, um die sich während der Therapie niemand kümmern kann, können Sie bei dem Kostenträger Ihrer Reha eine Haushaltshilfe beantragen. Ihre Kinder dürfen allerdings nicht älter als zwölf Jahre sein – bei Kindern mit einer Behinderung gilt diese Altersgrenze nicht.

In der Regel müssen Patienten ab 18 Jahren für eine Anschlussheilbehandlung zehn Euro pro Tag zuzahlen. Für wie viele Tage Sie diese Zuzahlungen leisten müssen, ist von Art und Dauer der Behandlung abhängig, vom Kostenträger und ob Sie im selben Kalenderjahr schon anderweitig Zuzahlungen geleistet haben. Generell können Sie sich an folgenden Regelungen orientieren:

• Übernimmt die Krankenkasse die Reha-Kosten,

zahlen Sie längstens 28 Tage innerhalb eines Kalenderjahres zu.

- Zahlt die Rentenversicherung die Reha-Kosten, brauchen Sie längstens 14 Tage innerhalb eines Kalenderjahres zuzuzahlen.
- In beiden Fällen werden Ihnen Zuzahlungen, die Sie im selben Kalenderjahr bereits geleistet haben, angerechnet.

Es gibt jedoch auch Fälle, in denen Sie überhaupt keine Zuzahlung leisten müssen. Dies sind in erster Linie:

- Anschlussheilbehandlungen der Berufsgenossenschaft
- Reha-Leistungen der Unfallversicherung
- Bezug von Übergangsgeld
- Kinderheilbehandlungen

So finden Sie die richtige Klinik

Die Auswahl der passenden Klinik für eine Anschlussheilbehandlung richtet sich meistens nach verschiedenen Gesichtspunkten: Für viele zählt natürlich die Nähe zum Wohnort, wichtige Kriterien sind aber auch die Spezialisierung der Einrichtung und ihr Angebot an Therapiemöglichkeiten. Weitere Gründe, beispielsweise eine besondere Lebenssituation oder religiöse Zugehörigkeit, können bei der Auswahl ebenfalls eine Rolle spielen.

Kriterien für die passende Reha-Einrichtung

In den meisten Fällen wird der Arzt mit Ihnen schon vor oder während der Behandlung über die anschließende Rehabilitation sprechen und die ein

127

oder andere Klinik empfehlen können. Oft ist auch das Krankenhaus, in dem die Operation vorgenommen wird, bei der Suche und Auswahl der passenden Einrichtung behilflich, das Pflegepersonal übernimmt dann auch die Anmeldung, sodass ein reibungsloser Übergang in die Reha möglich ist.

Das Pflegepersonal übernimmt die Anmeldung

Zahlt die Krankenversicherung die Behandlung, können Sie sich die Klinik grundsätzlich selbst aussuchen, allerdings haben die einzelnen Krankenkassen Verträge mit ausgewählten Häusern abgeschlossen. Wählen Sie nun eine Einrichtung, die nicht zu den Vertragspartnern Ihrer Krankenversicherung zählt, müssen Sie entstehende Mehrkosten selbst tragen. Fragen Sie also nach, bevor Sie sich für eine Klinik entscheiden.

Übernimmt die Rentenversicherung die Kosten, kann der Arzt eine Reha-Einrichtung vorschlagen. Er muss dann ausdrücklich vermerken und möglichst auch begründen, wenn die Behandlung in einer bestimmten Klinik stattfinden soll.

Hilfe aus dem Web

Für Patienten, die sich einen Überblick über mögliche Reha-Einrichtungen verschaffen wollen, gibt es auch im Internet verschiedene Anlaufstellen:
www.reha-hospital.de
www.deutsche-rentenversicherung.de
www.rehakliniken.de
www.rehaklinik.com

Aus der Praxis

In der Regel bieten Reha-Kliniken einen Wäscheservice an – Sie müssen also nicht unbedingt Kleidung für drei Wochen einpacken. Häufig können Sie sich auch Mineralwasser oder Ähnliches aufs Zimmer liefern lassen. Erkundigen Sie sich aber lieber im Vorfeld über die genauen Leistungen vor Ort, auch über die Preise. Gerade das Telefonieren ist in manchen Einrichtungen nicht gerade billig – wenn Sie ein Handy mit einem günstigen Tarif besitzen, ist das eventuell die bessere Lösung.

Ambulante Alternativen

Nicht immer ist eine stationäre Rehabilitation praktikabel oder nötig und dann gibt es die Möglichkeit zur ambulanten Therapie. In manchen Fällen kann die Behandlung auch stationär begonnen und dann ambulant weitergeführt werden, wenn der Patient entsprechend stabil ist. Ambulante Reha ist in vielen stationären Reha-Kliniken möglich, außerdem gibt es spezielle Zentren, die nur ambulante Therapien anbieten.

Die Patienten erhalten im Grunde die gleichen Behandlungen wie bei einer stationären Reha – mit dem einzigen Unterschied, dass sie nachmittags wieder nach Hause fahren. Das klingt natürlich erst einmal nicht schlecht, trotzdem sollte man sich das vorher gut überlegen. Oft sind die Kliniken ungünstig gelegen und der Patient nimmt unter Umständen weite Anfahrtswege in Kauf, die gerade nach einer

Vor- und Nachteile gut abwägen

Operation kaum zu bewältigen sind. Man sollte auch wissen, dass die Reaktionsfähigkeit nach einem Eingriff etwa sechs Wochen lang um zehn Prozent eingeschränkt ist. Bei jüngeren Patienten mag dies weniger ins Gewicht fallen, bei älteren Menschen über 65 ist jedoch Vorsicht angebracht.

Der Patient sollte mobil sein

Damit eine ambulante Therapie erfolgreich verlaufen und für Sie infrage kommen kann, sollten Sie deshalb entsprechend mobil und die Klinik entsprechend erreichbar sein. Maximal 45 Minuten Fahrzeit gelten als zumutbar, wobei die Rahmenbedingungen wie beispielsweise die Anbindung an öffentliche Verkehrsmittel ebenfalls berücksichtigt werden müssen. Wichtig ist auch, dass Sie selbst die ambulante Therapie wirklich möchten und Ihre Versorgung zu Hause sichergestellt ist. Dann kann in manchen Fällen diese Form der Reha durchaus sinnvoll sein. Etwa wenn es nötig ist, …

- … Ihr häusliches Umfeld zu nutzen, um die Ziele der Reha zu erreichen
- … dass Sie Kontakt zu Ihrem Arbeitsplatz halten oder die Reha mit speziellen Maßnahmen am Arbeitsplatz verknüpft wird
- … dass Ihre Angehörigen in Schulungsprogramme einbezogen werden, beispielsweise zum Thema Ernährung
- … dass Sie häuslichen Pflichten nachkommen, die kein anderer übernehmen kann, beispielsweise die Kinderbetreuung
- … dass Sie bereits laufende Therapien oder Hilfsangebote, wie etwa Selbsthilfegruppen, weiterführen können

- … Belastungen im häuslichen Bereich zu erproben oder Sie ein alltagsnahes Training ausüben
- … vor- und nachbehandelnde Ärzte in die Rehabilitation besonders einzubinden.

In vielen Fällen ziehen Patienten die stationäre einer ambulanten Reha jedoch vor. Letztere kommt gar nicht in Betracht, wenn:

- eine stationäre Behandlung in einer Reha-Klinik notwendig ist, weil Sie ambulant nicht ausreichend behandelt werden können
- Sie unter verschiedenen weiteren Erkrankungen leiden, die nur stationär ausreichend behandelt werden können
- Sie psychisch nicht allzu sehr belastbar sind
- die Notwendigkeit zu pflegerischer Betreuung und ständiger ärztlicher Überwachung besteht
- es Sie entlastet, dass die Therapie außerhalb Ihres gewohnten Umfeldes stattfindet.

Was gegen eine ambulante Reha spricht

Aus der Praxis

In manchen Fällen ist eine ambulante Reha sehr sinnvoll und trägt sogar dazu bei, dass ein Patient viel schneller wieder voll leistungsfähig ist, wie etwa bei folgendem 55-jährigen Patienten: Der Rechtsanwalt in einer internationalen Großkanzlei ist viel unterwegs und war vor Beginn seiner Hüftbeschwerden in seiner Freizeit sehr aktiv. Er joggte jeden Morgen eine halbe Stunde und ließ so gut wie keinen Stadtlauf in der Region aus. Nachdem ihm ein künstliches Hüftgelenk eingesetzt worden war, konnte und wollte er sich nicht zuletzt aufgrund seiner sportlichen Aktivitäten auf das Standardprogramm einer stationären Reha beschränken. Deshalb wurde für ihn, zusammen mit einem großen Fitnesszentrum vor Ort, ein individueller Trainingsplan zusammengestellt, in dem auch die berufliche Mobilität des Patienten berücksichtigt wurde. Es war ihm also möglich, wichtige Termine wahrzunehmen, sodass er laufende Projekte weiter betreuen konnte.

Natürlich muss in einem solchen Fall auch immer die zuständige Krankenversicherung mit einbezogen werden, da diese Form der Reha unter Umständen länger dauern kann als die stationäre Therapie.

Die Kosten

Vorher beraten lassen

Auch bei der ambulanten Reha gibt es natürlich einige finanzielle Faktoren, die Sie wissen sollten. Ob Sie jedoch einen Anspruch auf bestimmte Leistungen haben, ist vom jeweiligen Einzelfall abhängig. Deshalb sollten Sie sich schon vor Beginn der Behandlung ausführlich von Ihrer Krankenkasse oder dem Rentenversicherungsträger beraten lassen.

Vorbeugung – was Gelenke mögen

Wenn Sie wegen einer Hüftgelenkserkrankung in Behandlung sind oder Ihr Leiden vielleicht sogar schon überwunden haben, möchten Sie wahrscheinlich vor allem eines: Schnell gesund werden und es dann lange bleiben. Auch Sie selbst können einiges dazu beitragen, dass Ihre Hüften – mit oder ohne künstlichem Gelenk – möglichst lange fit bleiben. Wichtig ist dafür in erster Linie, dass Sie ausreichend viel Bewegung in Ihren Alltag bringen. Doch es gibt noch mehr, was Gelenke stark macht und vor allem die Arthrose in die Schranken weist.

Bewegung in den Alltag bringen

Ausgewogen und knochenfreundlich: die Ernährung

Gesunde, ausgewogene Ernährung? Nicht wenige verziehen da erst mal enttäuscht das Gesicht und denken sofort an Verzicht, Verbote und komplizierte Ratschläge, die sich im Alltag nur schwer umsetzen lassen. Stimmt. Viele »Diäten« sehen tatsächlich so aus. Aber hier soll es nicht um irgendwelche Radikalkuren gehen, schon gar nicht um illusorische Heilsversprechen. Auf den folgenden Seiten finden Sie ein paar ganz einfache Vorschläge, wie Sie Ihren gewohnten Speiseplan etwas »gelenkfreundlicher«

gestalten können – und das ganz nach Ihrem persönlichen Geschmack.

Ausgewogen essen, das bedeutet in erster Linie, vielseitig zu genießen – von allem etwas. Und da haben auch »Sünden« wie Schokolade oder ein Glas Wein ihren Platz. Wichtig ist nur, dass Ihr Körper auf längere Sicht gesehen mit allem versorgt wird, was er braucht. Unschlagbare Lieferanten an lebenswichtigen Stoffen wie Vitaminen, Mineralien und Nährstoffen sind natürlich Obst und Gemüse. Nun müssen Sie nicht gleich zum Kaninchen mutieren, denn auch wenn das Obst oder Gemüse sich ein bisschen versteckt – beispielsweise in der Tomatensoße oder im Pflaumenkuchen –, hat es einen gesundheitlichen Wert. Das gilt übrigens auch für das Glas Orangensaft.

Auch kleine »Sünden« haben ihren Platz

Aus der Praxis

Wenn Sie unter Arthrose leiden oder zu Gelenkproblemen neigen, sollten Sie darauf achten, ausreichend Kalzium zu sich zu nehmen. Milch und Milchprodukte sind hier die wichtigsten Lieferanten. Auch Joghurt, Quark oder Streichkäse sind Varianten, die wertvolles Kalzium liefern. Wenn Sie zu Gewichtsproblemen neigen, sind fettarme Produkte empfehlenswert.
Wenn Sie Milch nicht mögen oder vertragen, essen Sie viel kalziumreiches Gemüse wie Brokkoli, Lauch, Fenchel oder Grünkohl.

Eine gesunde Ernährung ist grundsätzlich für jeden empfehlenswert. Darüber hinaus gibt es aber noch einiges Wissenswertes für Menschen, die besonders auf ihre Gelenke achten möchten oder müssen. Auch wenn Sie keine Wunder erwarten sollten, kann die Ernährung durchaus Einfluss auf eine Erkrankung nehmen, beispielsweise auf den Verlauf einer Arthrose.

Als sinnvoll für die Gelenke hat sich eine eiweißarme Kost mit vielen Ballaststoffen und Vitaminen bewährt. Besonders gut ist es, wenn sie zugleich zu 80 Prozent aus Basen bildenden und nur zu 20 Prozent aus Säure bildenden Nahrungsmitteln besteht. Doch nicht nur das Essen, auch Stress, Zigaretten und regelmäßiger Alkoholkonsum fördern die Säurebildung. Diese Säure wiederum lagert sich im Bindegewebe ab, von wo aus sie Knochen und Gelenkknorpel schädigt.

Nicht zu viel Säure

Säure bildende Nahrungsmittel sind zum Beispiel: Fleisch, Wurst, Fisch, Milchprodukte, Eier, Käse, Süßigkeiten, Gebäck und Produkte aus Weißmehl, Kaffee, Alkohol und Limonaden.
Basen bildende Nahrungsmittel sind zum Beispiel: Obst, Gemüse, Salat, Kartoffeln, Pilze, Keime und Sprossen, Kräuter- oder Früchtetee.

Aus der Praxis

Wenn Sie wissen möchten, ob Ihr Körper übersäuert ist, können Sie sich in der Apotheke einen pH-Teststreifen besorgen. Diesen halten Sie dann in Ihren Morgenurin nach dem Aufstehen. Ein pH-Wert zwischen 7 und 8 ist normal, Werte unter 7 dagegen zu sauer. Eine Übersäuerung muss jedoch nicht zwangsläufig etwas mit der Ernährung zu tun haben, sondern kann unterschiedliche Ursachen haben. Deshalb sollten Sie in einem solchen Fall mit Ihrem Arzt darüber sprechen.

Knochen sind wahre »Feinschmecker«

Wenn Sie unter Arthrose leiden, können Sie Ihren Knochen gar nicht genug Gutes tun. Auch wenn Sie bereits ein künstliches Gelenk besitzen, sind starke Knochen zur langfristigen Verankerung der Prothese sehr wichtig. Zum einen lieben Knochen natürlich Bewegung, zum anderen sind sie aber auch »Feinschmecker«. Vor allem der wichtige Knochenbaustein Kalzium darf in der Nahrung nicht zu kurz kommen. Die Deutsche Gesellschaft für Ernährung empfiehlt eine Aufnahme von 1000 bis 1500 Milligramm pro Tag. Sehr gute Kalzium-Lieferanten sind Käse, Milch und Joghurt sowie Mineralwasser mit einem hohen Kalziumgehalt. Ebenso bedeutsam sind die Vitamine D und K. Während Vitamin D vor allem in Seefisch zu finden ist, steckt Vitamin K in erster Linie in grünen Gemüsesorten und Blattsalaten.

Es gibt aber auch bestimmte Nahrungsmittel, die die Aufnahme von Kalzium beeinträchtigen oder dazu führen, dass dieser wichtige Stoff leichter ausgeschieden wird. Dazu gehören Eiweiß, Phosphate in Fleisch, Wurst, Schmelzkäse, Süßigkeiten und Limonaden. Oxalsäure, die vor allem in Spinat, Mangold, Rote Beete und Rhabarber enthalten ist, bindet Kalzium und macht es dadurch für den Körper wertlos. Das Gleiche gilt für Phytin, das man speziell

136

in Weizenkleie findet. Kochsalz, Kaffee und Alkohol fördern dagegen die Ausscheidung von Kalzium.

Übrigens kann man den Aufbau der eigenen Knochendichte bis zum einem Alter von etwa 35 Jahren durch gezielte Ernährung noch selbst beeinflussen. Später können Sie leider nur noch dem Abbau entgegenwirken.

Die Ernährung beeinflusst die Knochendichte

Aus der Praxis

Immer wieder zeigt sich, wie sehr eine Gewichtsreduzierung helfen kann, Hüftbeschwerden nachhaltig zu lindern. Eine 58-jährige Patientin beispielsweise brachte bei 1,65 Metern Körpergröße immerhin rund 120 Kilo auf die Waage. Sie klagte über Schmerzen in beiden Hüften, und tatsächlich waren auf den Röntgenbildern bereits arthrosebedingte Veränderungen sichtbar. Für eine Operation erschien es aber noch zu früh, deshalb wurde für die Patientin zunächst ein Termin bei einer Ernährungsberatung vereinbart. Nach und nach lernte sie dort, wo sich die Dickmacher in ihrem Essen versteckten und wie sie diese ganz einfach durch fettärmere Variationen ersetzen konnte. Außerdem stellte ein Sporttherapeut für die Patientin einen individuellen Trainingsplan zusammen, der mit leichten Übungen begann und sich nach und nach steigerte. Schließlich schloss sie sich sogar einer Laufgruppe an, seitdem joggt sie dreimal die Woche mit einer Gruppe Gleichgesinnter durch den Stadtwald. Nur ein halbes Jahr später hat die Frau fast 20 Kilogramm abgenommen und kann strahlend berichten, kaum noch unter Hüftbeschwerden zu leiden – eine Operation ist erst einmal kein Thema mehr, für sie jedoch nicht der einzige Grund, weiter am Ball zu bleiben, denn sie fühlt sich seither einfach rundum wohler.

Tipps für Abnehmwillige

Wer unter Übergewicht leidet und abspeckt, kann sein Arthrosebeschwerden alleine schon dadurch erheblich mildern und den Verlauf der Krankheit unter Umständen wesentlich verlangsamen. Leiden Sie unter Entzündungen, sollten Sie eine Zeit lang versuchen, auf Fleisch zu verzichten, denn insbesondere Schweinefleisch und Eier können Infektionen noch verschlimmern.

Je weniger Druck auf den Gelenken lastet, desto besser

Kommen wir zum Gewicht zurück: Je weniger Druck auf den Hüftgelenken lastet, desto besser. Schließlich müssen sie schon beim normalen Gehen nicht nur das Körpergewicht tragen, sondern das Doppelte, weil sich der Druck durch die Bewegung noch verstärkt – bei einem Gewicht von 80 Kilo sind das schon 160 Kilo pro Schritt. Wenn das Gelenk bereits angegriffen ist, macht ihm also jedes Kilo Übergewicht zusätzlich zu schaffen. Vielen Betroffenen ist das durchaus bewusst, doch irgendwie schaffen sie es nicht, dauerhaft abzunehmen, oft fallen sie schon nach kurzer Zeit in den alten Trott zurück und bald sind die mühsam weggehungerten Pfunde wieder buchstäblich auf der Hüfte. Denn wenn Sie mit

138

zusammengebissenen Zähnen wochenlang hungern und sich alles, worauf Sie Lust haben, versagen, können Sie auf Dauer keinen Erfolg mit dem Abnehmen haben. Denn das führt nur zu Heißhungerattacken, die Sie obendrein nachher wieder bereuen. Gehen Sie stattdessen einmal folgendermaßen vor:

- Schreiben Sie Ihre Lieblingsgerichte und -nahrungsmittel untereinander auf, ziehen Sie eine Nährstofftabelle hinzu und notieren Sie den jeweiligen Fettgehalt pro Portion.

Wo lauern die Fettfallen?

- Überlegen Sie, ob es zur einen oder anderen Lieblingsspeise auch eine leckere, fettärmere Alternative gibt, die es ab und zu auch tun könnte – beispielsweise Pflaumenkuchen statt Sahnetorte oder Salzstangen statt Chips.
- Je nach Fettgehalt teilen Sie dann die Lieblingsspeisen auf Ihren wöchentlichen Speiseplan auf – bei Übergewicht werden nicht mehr als etwa 30 bis 40 Gramm Fett pro Tag empfohlen, um abzunehmen.
- Freuen Sie sich ganz bewusst auf Ihre Lieblingsgerichte und genießen Sie sie in Ruhe und ganz bewusst.

Nehmen Sie sich jeden Tag bewusst Zeit zum Essen. Wer nur mal schnell nebenher isst, genießt nicht und kaut auch nicht ausreichend. Oft stellt sich dann schon bald wieder ein Hungergefühl ein, obwohl die letzte Mahlzeit noch gar nicht so lange her ist. Das Sättigungsgefühl stellt sich übrigens erst verzögert ein, d. h., auch wenn der Magen bereits genug hat, sendet das Gehirn dieses Signal erst einige Zeit später. Wer zu schnell isst, isst deshalb oft auch zu viel. Das Gehirn lässt sich übrigens auch überlisten, indem Sie ihm größere Portionen »vortäuschen« – verwenden Sie kleinere Teller oder füllen Sie sie mit Salatblättern zusätzlich auf. Schließlich essen die Augen mit und so machen sie dem Hirn klar, dass es genug zu essen gibt und Sie nicht hungern müssen. Zusätzlich können Sie Heißhunger überlisten, indem Sie vor der Mahlzeit ein Glas Wasser trinken. So ist der Magen bereits etwas gefüllt und er fühlt sich schneller satt. Denselben Effekt erzielen Sie auch mit einer Portion Salat oder einer leichten Brühe als Vorspeise.

Die Augen essen mit

Aus der Praxis

Haben Sie sich vorgenommen, Ihre Ernährung umzustellen, dann hilft Ihnen möglicherweise besonders in der Anfangszeit ein spezielles »Ess-Tagebuch«. Hier können Sie notieren, wann Sie was und wie viel gegessen haben. So können Sie nach einiger Zeit auch besser nachvollziehen, warum es in einem bestimmten Zeitraum besser geklappt hat mit dem Abnehmen und in einem anderen nicht. Auch besonders leckere leichte Rezepte oder Alternativen zu Lieblingsleckereien lassen sich hier prima eintragen!

Ein spezielles »Ess-Tagebuch« führen

Hüftfreundlicher Alltag

Eine Hüfterkrankung hat für die meisten Menschen auch eine Umstellung bestimmter Alltagsabläufe zur

Folge. Für viele ist es in der ersten Zeit etwas schwierig, die richtige Balance zwischen Be- und Entlastung zu finden – denn zu schwere Arbeit tut der Hüfte nicht gut, gar keine Bewegung aber auch nicht. Hier ein paar Tipps, wie Sie Ihr Leben besser auf das Sorgenkind Hüfte einstellen können:

- Schwere Arbeiten sind bei einer Erkrankung des Hüftgelenkes passé und aufgrund der Schmerzen lassen sie die meisten Patienten ganz von alleine bleiben. Wenn dann beispielsweise nach einer Operation die Beschwerden plötzlich abgeklungen sind, neigen jedoch manche dazu, sich zu übernehmen – ganz besonders jüngere Patienten geraten da in Versuchung. Sprechen Sie deshalb genau mit Ihrem Arzt ab, welche Arbeiten für Sie infrage kommen und welche nicht. Und überlassen Sie schwere Dinge anderen – auch wenn es manchmal schwerfällt.

  Manche neigen dazu, sich zu übernehmen

- Besonders ein ständiger Wechsel zwischen Stehen, Gehen und Sitzen sowie leichte körperliche Arbeiten tun auch erkrankten Hüften gut, sofern man es nicht übertreibt. Aufpassen sollten Sie aber bei Nässe und Feuchtigkeit, denn die mögen Gelenke gar nicht.
- Vermeiden Sie es, sich hinzuknien oder in die Hocke zu gehen und bücken Sie sich so wenig wie möglich. Benutzen Sie lieber eine Greifzange, um etwas aufzuheben.
- Schlagen Sie beim Sitzen nicht die Beine übereinander, auch wenn Ihnen dies zur Gewohnheit geworden ist. Versuchen Sie, die Füße entspannt nebeneinander stehen zu lassen.

- Achten Sie beim Tragen darauf, das Gewicht möglichst gleichmäßig zu verteilen. Wenn das nicht möglich ist, beispielsweise bei nur einer Handtasche, dann tragen Sie das Gewicht auf der kranken beziehungsweise operierten Seite. Besser als eine Tasche ist übrigens ein Rucksack.
- Gerade nach Operationen sollten die Stühle der idealen Sitzhöhe angepasst werden, entweder mithilfe eines Sitzkissens oder eines Sitzkeils. Auch ein niedriger Toilettensitz sollte mit einem Aufsatz aus dem Fachhandel erhöht werden.
- Achten Sie in jeder Lebenslage auf festes, gut angepasstes Schuhwerk. Manchmal entsteht durch die Behandlung einer Hüfterkrankung ein Beinlängenunterschied, der entsprechend ausgeglichen werden muss. Das gilt dann übrigens auch für Ihre Hausschuhe, besonders dann, wenn Sie sie häufig tragen.

Gutes Schuhwerk ist wichtig

Kleine Helfer – große Wirkung

Gerade in der ersten Zeit nach einer Operation ist es sehr empfehlenswert, bestimmte Hilfsmittel zu nutzen und die häusliche Umgebung entsprechend anzupassen. Das Meiste werden Sie oft nach einiger Zeit schon nicht mehr benötigen, manche Dinge können das Leben aber auch dauerhaft erleichtern. Bevor Sie sich etwas anschaffen, sollten Sie sich bei Ihrem Arzt und Ihrer Krankenversicherung danach erkundigen, ob und in welcher Höhe die Kosten übernommen werden. Bei manchen Dingen, die grundsätzlich oder im Einzelfall nicht erstattet werden, lohnt es sich häufig, sie auszuleihen. Auch in einem solchen Fall können Sie sich an Ihre Krankenversicherung wenden, aber auch viele Sanitätshäuser und Reha-Kliniken bieten einen Verleih-Service an. Falls Sie eine Operation vor sich haben, sollten Sie sich die Hilfsmittel möglichst schon vor dem Eingriff besorgen, denn Sie werden sie direkt danach brauchen. Hier eine Aufstellung der gängigsten und empfehlenswertesten Hilfsmittel für Hüftpatienten, die in der Regel im Sanitätsfachhandel erhältlich sind.

Langer Schuhlöffel
Er sollte stabil und aus Metall sein und leistet auch durch seinen Haken vor allem beim Anziehen von Hosen, Strumpf- und Unterhosen sehr gute Dienste. Darüber hinaus ist er sehr vielseitig einsetzbar: Sie können sich damit den Rücken kratzen oder die Füße säubern, indem sie einen Waschlappen daran binden.

Hilfe beim An- und Ausziehen

Greifzange
Sie ist gerade in der Zeit nach einer Operation, in der man sich nicht bücken darf, eigentlich unverzichtbar. Sie hilft, wenn Sie etwas aufheben möchten, aber auch beim Anziehen oder wenn etwas schwer erreichbar ist.

Strumpfanziehhilfe
Mit ihr können Sie Socken, Strümpfe und Strumpfhosen anziehen, ohne sich nach vorne bücken zu müssen.

Rollator

Dieser Gehwagen gibt sowohl zu Hause als auch unterwegs die nötige Sicherheit beim Laufen nach einer Operation. Zusätzlicher Vorteil: Die meisten Modelle verfügen über einen Korb oder eine Ablage, sodass Sie auch das ein oder andere damit transportieren können. Sehr praktisch sind Rollatoren, die man zusammenklappen und so über ein paar Treppenstufen transportieren kann. Die Preise sind jedoch sehr unterschiedlich, lassen Sie sich also vor einer Anschaffung ausführlich beraten.

Mobil nach Operation

Gehhilfen

Gehhilfen für die ersten Schritte nach einer Operation bekommen Patienten in der Regel vom Krankenhaus beziehungsweise von der Reha-Klinik gestellt. Viele empfinden die Handhabung dieser Hilfsmittel als recht unangenehm. Spezielle anatomische Handgriffe und das Tragen von Fahrradhandschuhen können zumindest die Hände und Handgelenke entlasten.

Duschhocker

Falls Sie im Badezimmer eine separate Duschkabine haben, erleichtert Ihnen ein spezieller Hocker die tägliche Körperpflege. Besonders für Patienten, die ein wenig unsicher auf den Beinen sind, verringert er die Rutsch- und Unfallgefahr. Es gibt übrigens auch Ausführungen, die ausklappbar sind und an die Wand montiert werden können.

Sicherheit beim Duschen

Duschmatte
Zusätzlich zu einem Duschhocker verringert eine rutschfeste Matte die Gefahr, dass Sie beim Waschen ausrutschen. Auch in der Badewanne ist ein solche Matte sehr sinnvoll. Achten Sie aber darauf, dass die Unterlage wirklich fest liegt und sich keine Falten bilden, über die Sie stolpern könnten.

Haltegriffe
Im Badezimmer und WC-Bereich, aber auch an ungenügend gesicherten Treppen können zusätzliche Haltegriffe vor Stürzen oder Unsicherheit schützen. Lassen Sie sich die Griffe am besten von einem Fachmann montieren, bevor Sie sich in Behandlung begeben.

Stürze vermeiden

Badewannenbrett
Eine gute Hilfe zum Ein- und Aussteigen aus der Badewanne ist das Badewannenbrett. Zusätzlich sollten Sie sich einen Stuhl neben die Badewanne stellen, auf den Sie sich zum Abtrocknen setzen können. Im Fachhandel erhältlich sind auch Badewannenlifte, die jedoch oft recht teuer sind. In manchen Fällen übernimmt jedoch die Krankenversicherung die Kosten – hier lohnt es, sich ausführlich beraten zu lassen.

Toilettensitzerhöhung
Im Sanitätsfachhandel gibt es unterschiedliche Modelle, mit denen sich niedrige WC-Sitze auf eine angenehmere Position erhöhen lassen. Die Kosten hierfür übernimmt in manchen Fällen die Krankenversicherung.

Waschbürste und Eincremhilfe

Langstielige Waschbürsten und Rollen leisten unter der Dusche und beim Eincremen gute Dienste. Für das Auftragen von Creme auf den Rücken können Sie aber auch eine Malerrolle verwenden, die es im Baumarkt schon günstig zu kaufen gibt. Denken Sie aber daran, den Rollaufsatz regelmäßig zu säubern und öfter auszutauschen.

Hilfe aus dem Baumarkt

Elastische Schnürbänder

Elastische Schnürbänder müssen Sie nur einmal binden, dann genügt es, mithilfe eines Schuhlöffels in die Schuhe hinein- und hinauszuschlüpfen. So müssen Sie sich nicht bücken, können aber dennoch lieb gewonnene Schuhe weiterhin tragen.

Keilkissen

Mit einem solchen Kissen können Sie Ihre Stühle problemlos in die richtige Höhe bringen, was ungünstigen Körperhaltungen vorbeugt – sowohl beim Arbeiten als auch beim Essen. Es gibt auch sogenannte Arthrodesenkissen, die nur an einer Seite, der erkrankten, abgeschrägt sind.

Betterhöhung

Das Bett sollte in etwa auf bequemer Sitzhöhe sein, um das Ein- und Aussteigen zu erleichtern. Ist das nicht der Fall, können Sie eine zweite Matratze auflegen, um die gewünschte Höhe zu erreichen. Wenn das nicht möglich ist, sollten Sie eventuell zusätzliche Haltegriffe neben dem Bett anbringen lassen.

Die richtige Höhe

Hüftprotektor

Dieser Hüftschutz wird eigentlich von Sportlern verwendet, die ein hohes Sturz- und Verletzungsrisiko
tragen. Er kann vor allem im Winter nützlich sein,
wenn glatte und nasse Wege an der Tagesordnung
sind. Denn stürzen Sie tatsächlich einmal, kann der
Protektor Knochenbrüche oder andere Verletzungen im Hüftbereich verhindern.

Übungen und Gymnastik

Regelmäßige Bewegung ist zur Vorbeugung von Gelenkerkrankungen wichtig und bei nahezu allen Hüfterkrankungen ein wesentlicher Faktor, um nach der Behandlung wieder auf die Beine zu kommen. Natürlich nur dann, wenn Sie es nicht übertreiben und nicht zu früh damit beginnen. Etwa ein halbes Jahr sollten Patienten nach einer Hüftoperation warten, bis sie langsam wieder in den Sport einsteigen. Mit Gymnastik und speziellen Übungen können Sie dagegen schon viel früher – nämlich direkt nach dem Eingriff – beginnen. Nur so bildet sich immer wieder neue Gelenkschmiere, die das Hüftgelenk beweglich macht. Weitere Vorteile regelmäßiger Aktivität: Die Muskeln werden trainiert und gestärkt und können das Gelenk sicherer in seiner Position halten. So üben Sie außerdem bestimmte Bewegungsabläufe ein und können einseitigen Belastungen und Haltungsschäden gezielt entgegenwirken. Ganz abgesehen davon, dass aktive Menschen eine geringere Neigung zu Übergewicht besitzen und ganz nebenbei Stoffwechselerkrankungen, Bluthochdruck und Arterienverkalkung vorbeugen.

Langsam wieder aktiv werden

Angst, dass sich eventuell eine Hüftprothese durch die Bewegung lockern könnte, müssen Sie nicht haben. Im Gegenteil: Oft halten die Implantate bei sportlichen Menschen am besten und lockern sich gerade bei denjenigen besonders leicht, die sich gar nicht bewegen. Es lohnt sich also, das Leben mit regelmäßiger Bewegung zu bereichern.

Zurück in ein aktives Leben

Gezielte Übungen unter Anleitung

Wichtig ist, dass Sie – insbesondere nach einer Operation – unter der Anleitung eines erfahrenen Physiotherapeuten lernen, wie die einzelnen Übungen funktionieren, denn eine falsche Gymnastik kann großen Schaden anrichten. Der Krankengymnast beurteilt Ihre körperliche Verfassung und Ihren Krankheitsverlauf und wird die Therapie genau auf Sie zuschneiden. Meist geschieht das bereits in der Reha, die sich dem Aufenthalt im Krankenhaus anschließt. Hier gehört die Physiotherapie fest ins Tagesprogramm. Doch auch danach sollten Sie am Ball bleiben, damit Ihre Gelenke und Muskeln einen nachhaltigen Nutzen aus der Behandlung ziehen können. Welche Therapie und welche Art der Bewegung für Sie am sinnvollsten ist, sollten Sie mit Ihrem Arzt besprechen. Denn es gibt verschiedene Möglichkeiten, die Hüftgelenke nach einer Behandlung zu mobilisieren und dabei die direkt betroffenen Muskeln gezielt zu stärken. Hier die wichtigsten:

Krankengymnastik
Die Krankengymnastik bietet eine Vielzahl spezieller Übungsformen, die entweder zur Vorbeugung oder zur Therapie eingesetzt werden können. Dabei richtet sich die Auswahl der Übungen vor allem nach

150

der Verfassung des Patienten – seinem Alter, der Erkrankung und seiner generellen Fitness. Ziel ist es, dass Sie sich wieder frei und ohne Schmerzen bewegen können. Dazu kann sowohl auf passive als auch aktive Übungen zurückgegriffen werden. Passiv bedeutet, dass Sie keine eigene Muskelarbeit leisten müssen, die Gelenke werden vom Krankengymnasten bewegt und die Muskeln gedehnt. Aktive Übungen trainieren Sie selbst, um so Ihre Muskulatur zu stärken.

Bei den aktiven Methoden gibt es wiederum zwei verschiedene Übungsweisen: isotonische und isometrische. Bei isotonischen Übungen bewegen Sie Ihre Gelenke, etwa durch Strecken, Beugen oder Kreisen, eventuell auch gegen einen Widerstand. Beim isometrischen Training wird die Muskulatur lediglich wechselweise maximal angespannt und wieder entspannt. Besonders wenn akute Gelenkentzündungen dafür sorgen, dass sich ein Patient nicht frei bewegen kann, kommen isometrische Übungen zum Einsatz.

Verschiedene Übungen

Der Physiotherapeut kann die Gymnastik durch verschiedene Hilfsmittel unterstützen, beispielsweise mit Wasser, dem Schlingentisch oder Wärme und Kälte (s. a. Seite 35 ff.).

Aus der Praxis

Auch ältere oder pflegebedürftige Menschen sollten die für sie wichtige Krankengymnastik nicht vernachlässigen. Zwar nicht alle, aber doch einige Physiotherapeuten bieten deshalb Hausbesuche bei ihren Patienten an. In manchen Fällen sind solche Hausbesuche auch nur für eine bestimmte Zeit – beispielsweise nach der Operation oder im Winter – notwendig. Liegt eine medizinische Notwendigkeit für die Behandlung zu Hause vor, kann der Arzt diese verordnen. Die Hausbesuche werden dann von der Krankenversicherung bezahlt. Anders ist es, wenn Sie nicht allzu stark in Ihrer Mobilität eingeschränkt sind. Dann können Sie zwar dennoch mit Ihrem Physiotherapeuten Hausbesuche vereinbaren, der Arzt darf sie aber nicht verschreiben. In diesem Fall wird der Physiotherapeut die Behandlung der Krankenkasse in Rechnung stellen und die Extrakosten für den Hausbesuch direkt mit Ihnen abrechnen.

Manuelle Therapie

Mithilfe der manuellen Therapie kann der Physiotherapeut sowohl die eingeschränkte Bewegungsfähigkeit eines Gelenkes behandeln als auch Schmerzen lindern. Die Behandlungsmethode ist besonders gelenkschonend und wird häufig zusätzlich zur klassischen Krankengymnastik angewandt. Dabei wird mit verschiedenen speziellen Handgriffen und Techniken gearbeitet.

Gangschule

Schmerzfrei gehen lernen

Mit einer Gangschulung sollen die natürlichen und gesunden Bewegungsabläufe des Gehens wiederhergestellt beziehungsweise erhalten werden. So lassen sich nicht zuletzt auch Folgeerkrankungen

152

vermeiden, die sich aus einer dauerhaften Fehlhaltung heraus entwickeln können. Zunächst wird der Physiotherapeut Ihren Gang genau analysieren und sowohl Fußstellung, -belastung, Abrollbewegungen, Schrittlänge und Rhythmus, die Stellung von Knie, Hüfte, Becken, Rumpf, Schultern, Ellenbogen, Armschwung und Muskelfunktion untersuchen. Nach dem Ergebnis wird er dann seine Übungen ausrichten, etwa verschiedene Gangformen trainieren, Treppensteigen oder Aufstehen und Hinsetzen.

Individueller Trainingsplan

Aus der Praxis

Ein klassisches Beispiel für die Gangschule ist das Treppensteigen im Drei-Punkte-Gang. Es wird oft schon direkt nach der Operation im Krankenhaus geübt. Dabei gilt die Faustregel: »Gesund geht's aufwärts, krank abwärts«. Das heißt, beim Hinaufgehen wird immer das gesunde Bein vorgesetzt, beim Heruntergehen das kranke. Das Hinauflaufen funktioniert in drei Schritten:
Sie stellen das gesunde Bein auf die nächsthöhere Stufe, dann folgen die Gehhilfen und schließlich das kranke Bein. Hinunter werden erst die Gehhilfen auf die niedrigere Stufe gesetzt, dann das kranke Bein und zum Schluss das gesunde. Auch wenn viele Patienten erst einmal Respekt vor dem Treppensteigen mit Gehhilfen haben, zeigt sich immer wieder, wie mühelos die meisten schon nach kurzer Zeit hinauf- und hinunterlaufen.
Bis es so weit ist, sollte jedoch ein Therapeut an Ihrer Seite stehen.

Treppensteigen im Drei-Punkte-Gang

153

PNF

Unter Propriozeptiver Neuromuskulärer Fazilitation, kurz PNF, versteht man ein neurophysiologisches Behandlungskonzept, das das Zusammenspiel von Nerven und Muskulatur fördert und gestörte Bewegungsabläufe wieder normalisieren soll. Dabei stimuliert der Therapeut durch Druck, Dehnung, Entspannung oder Streckung das betroffene Gelenk sowie die umgebenden Muskeln und Sehnen. Die Reaktionen werden dadurch verstärkt, dass die Reize in einer genau bestimmten Reihenfolge gesetzt werden.

Muskeln stärken und entspannen

Ziel ist es, Ihre Muskeln gleichzeitig zu stärken und zu entspannen, Schmerzen zu lindern und Ihre allgemeinen Bewegungsabläufe zu verbessern.

Wirbelsäulengymnastik und Rückenschule

Besonders lang anhaltende Schonhaltung oder Fehlbelastungen gehen nicht nur auf Kosten der Hüftgelenke, oft klagen Patienten auch über Schmerzen im Rücken. Mit gezielten Übungen kann der Therapeut Ihre Rückenmuskulatur stärken und so Erkrankungen und chronischen Schmerzen vorbeugen. Dazu gehört beispielsweise eine Bewegungstherapie, bei der eine rückenschonende Körperhaltung trainiert wird, außerdem wird mit speziellen Übungen die Beweglichkeit gefördert. Auch das richtige Heben und Tragen kann trainiert werden. So können Sie sich im Alltag wieder freier bewegen und beugen gleichzeitig Verletzungen vor.

Aus der Praxis

Vorsicht vor Übungen auf dem sogenannten Pezzi-Ball! Sie sind in vielen Gymnastikkursen sehr beliebt, für Hüftpatienten allerdings nicht geeignet und können sogar gefährlich sein, denn die schwer zu kontrollierenden Drehbewegungen des Balles können unter anderem zu Stürzen führen. Der Pezzi-Ball sollte also, wenn überhaupt, nur im Beisein eines Physiotherapeuten zum Einsatz kommen.

Vorsicht Pezzi-Ball!

Übungen für zu Hause

In den meisten Fällen sind gezielte Übungen äußerst empfehlenswert, dennoch sollten Sie sicherheitshalber Ihren Arzt fragen, bevor Sie alleine loslegen. Steht der Gymnastik nichts im Wege, sollten Sie dabeibleiben, um einen nachhaltigen positiven Effekt zu erzielen. Das bedeutet, dass Sie sich drei bis vier Mal pro Woche etwa eine halbe Stunde lang Ihren Übungen widmen sollten. Dabei ist es natürlich wichtig, dass Sie sich zu Beginn nicht überanstrengen, sondern das Training langsam steigern: Beginnen Sie, indem Sie die Übungen nur wenige Male wiederholen und steigern Sie sich dann allmählich. Legen Sie zwischen den einzelnen Etappen ruhig Pausen ein – am Anfang etwas länger, später dann aber immer kürzer. Sollten Sie bei einer Übung Schmerzen empfinden oder Ihnen das Training generell große Schwierigkeiten bereiten, brechen Sie besser die Gymnastik ab und sprechen mit dem Arzt darüber. Möglicherweise soll-

Erst den Arzt fragen

ten Sie dann erst einmal unter fachlicher Anleitung üben.

Im Folgenden sind fünf Grundübungen zusammengestellt, die für Hüftpatienten besonders gut geeignet sind:

Aus der Praxis

Damit die Gymnastik so angenehm wie möglich ist, verwenden Sie für Ihre Übungen am besten eine Gymnastikmatte, die man in Sportgeschäften, aber auch in Kaufhäusern kaufen kann. Außerdem können Sie den Nackenbereich mit einem zusammengerollten Handtuch stützen – dasselbe gilt auch für die Knie, wenn Ihnen beispielsweise das flache Liegen auf dem Rücken Probleme bereitet.

Übung 1
Legen Sie sich entspannt und bequem auf den Rücken, die Arme liegen locker neben dem Körper und die Beine liegen leicht gespreizt etwa in Beckenbreite auf dem Boden.

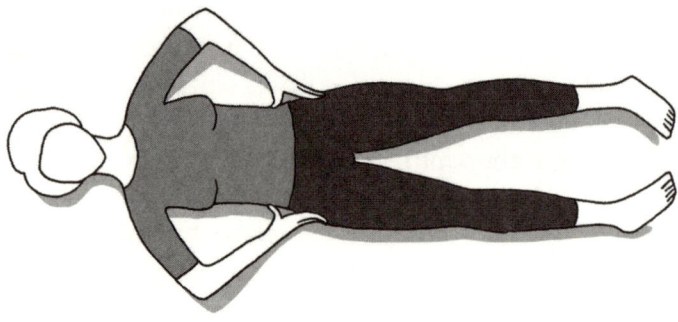

Ziehen Sie nun die Fußspitzen beider Füße nach oben und drehen Sie sie gleichzeitig nach innen – die Kniescheiben drehen sich ebenfalls einander zu.

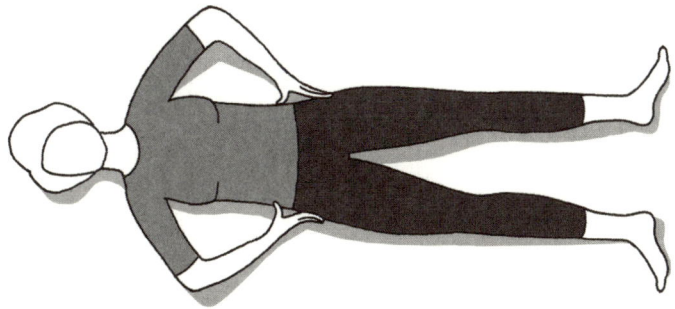

Drehen Sie dann die Fußspitzen nach außen.
Diese Übung langsam beginnen, dann die Fußspitzen immer schneller nach innen und außen drehen.
Am Anfang zehn, später 20 Mal wiederholen.

Übung 2
Zur Stärkung der Muskulatur legen Sie sich entspannt und bequem auf den Rücken, die Arme liegen locker neben dem Körper und die Beine liegen leicht gespreizt etwa in Beckenbreite auf dem Boden.
Ziehen Sie nun ein Bein leicht an, die Fußspitze zeigt dabei nach oben. Nun drücken Sie die Ferse fest in den Boden und halten Sie die Spannung für etwa fünf bis zehn Sekunden.

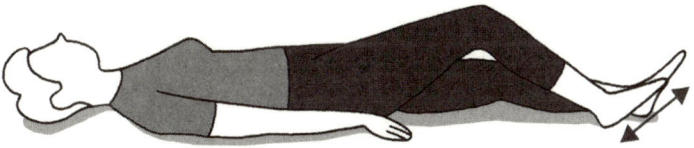

Lassen Sie das Bein langsam wieder in die Ausgangsposition gleiten und wiederholen Sie die Übung nun
mit dem anderen Bein. Pro Bein fünf bis zehn Wie-
derholungen.

Übung 3
Sie liegen entspannt und bequem auf den Rücken,
die Arme liegen locker neben dem Körper und die
Beine liegen leicht gespreizt etwa in Beckenbreite
auf dem Boden.

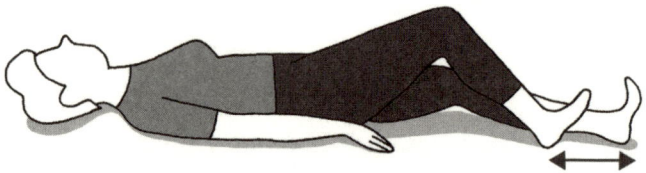

Ziehen Sie nun ein Bein nach oben an den Oberkörper heran und heben Sie es dabei an. Achten Sie
aber darauf, dass der Oberschenkel nicht mehr als
einen rechten Winkel zeigt. Dann ahmen Sie mit
dem Bein die Radfahrbewegung nach, indem Sie es
nach unten strecken und langsam wieder anziehen
– etwa fünf bis zehn Mal, dann ist das andere Bein
an der Reihe. Wiederholen Sie die Übung pro Bein
anfangs fünf, später zehn Mal.

Übung 4
Stellen Sie sich gerade hin, der Kopf ist aufrecht nach
vorne gerichtet. Die Füße stehen etwa hüftbreit aus-
einander und die Arme hängen entspannt seitlich
herab. Versuchen Sie, Ihr Gewicht gleichmäßig auf
beide Füße zu verteilen.

158

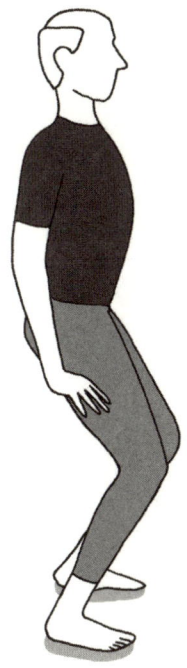

Verstärken Sie nun den Druck auf Ihre Fußsohlen, und senken Sie dabei den Po nach unten in Richtung der Fersen. Der Oberkörper bleibt dabei gerade. Halten Sie diese Spannung für einige Sekunden und gehen Sie dann langsam in die Ausgangsposition zurück. Wiederholen Sie diese Übung etwa 10 bis 20 Mal, wenn Sie sich sicher fühlen, ruhig auch etwas schneller.

Übung 5
Stellen Sie sich vor eine Wand und stützen Sie sich mit beiden Armen ab – die Körperhaltung ist dabei gerade und die Arme sind leicht angewinkelt.

Übung 5

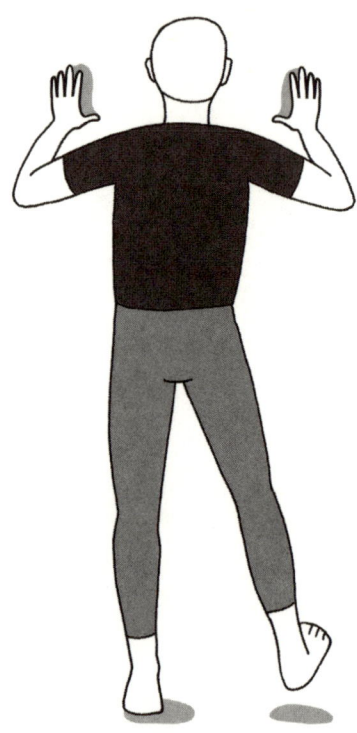

Spreizen Sie nun das gesunde Bein zur Seite ab, das Becken sollte dabei aber gerade bleiben. Halten Sie die Spannung für etwa 15 Sekunden und wiederholen Sie diese Übung etwa fünf bis zehn Mal.

Sport tut gut

Bewegung schadet der Prothese nicht

Nach einer erfolgreichen Operation kann grundsätzlich jeder Hüftpatient wieder Sport treiben oder damit beginnen – das ist sogar sehr empfehlenswert. Während man früher befürchtete, dass sich beispielsweise eine Prothese bei sportlichen Menschen leichter und schneller lockern kann, weiß man heute, dass dies eher der Fall ist, wenn man sich zu wenig bewegt. Entscheidend ist, dass Sie die richtige Sportart für sich auswählen: Sie muss Ihnen Spaß machen und darf der Hüfte nicht schaden. Gelenkfreundlich sind in der Regel Ausdauersportarten. Insbesondere sportliche Einsteiger sollten ihnen den Vorzug vor Kampf- oder Kontaktsportarten geben, da bei diesen zum einen das Verletzungsrisiko sehr hoch ist und zum anderen die Gefahr besteht, das Hüftgelenk durch schnelle oder falsche Bewegungen zu stark zu belasten. Hier ein Überblick über empfehlenswerte und weniger sinnvolle Disziplinen:

Sport soll Spaß machen

Empfehlenswerte Sportarten

- Gehen, Wandern, Nordic Walking
- Joggen auf weichem Untergrund
- Schwimmen, insbesondere im Kraulstil
- Aquajogging und Wassergymnastik
- Radfahren
- Skilanglauf
- Golf
- Tanzen
- Yoga

Was Hüften gefährlich werden kann

- Alle schnellen Ballsportarten wie Fußball, Handball oder Basketball

161

- Ski alpin
- Tennis
- Tischtennis
- Leichtathletik
- Reiten
- Wasserski
- Kampfsportarten
- Krafttraining
- Inlineskaten
- Boxen/Kick-Boxen

Letztendlich kommt es aber oft auf den Einzelfall an, ob eine Sportart ausgeübt werden kann oder nicht. So dürfen manche Patienten nach überstandener Hüfterkrankung durchaus wieder Tennis oder Tischtennis spielen oder ihre früher ausgeübte Sportart wieder aufnehmen, weil sie durch jahrelange Übung die korrekten Bewegungsabläufe beherrschen und nicht zuletzt dadurch ihr Verletzungsrisiko geringer ist. Auch Krafttraining kann in manchen Fällen sinnvoll sein. Es sollte aber in jedem Fall von einem Fachmann begleitet werden, der sich mit Hüfterkrankungen auskennt und die Übungen entsprechend auswählt.

Jahrelange Übung verringert das Riskio

Aus der Praxis

Viele Patienten glauben, sie hätten durch den Einsatz eines künstlichen Hüftgelenkes nun eine Art Behinderung – und verhalten sich oft dementsprechend vorsichtig. Doch das Gegenteil ist der Fall: Mithilfe des Implantates erhalten Sie die Leistungsfähigkeit aus der Zeit vor Ihrer Erkrankung zurück und können ohne Schmerzen sportlich aktiv sein!

Tipps für Einsteiger

Als Hüftpatient haben Sie möglicherweise eine lange Leidenszeit hinter sich, in der Sie sich nur noch sehr eingeschränkt bewegen konnten. Das bedeutet natürlich, dass der Körper nach der Behandlung in der Regel nicht gerade fit ist und erst einmal ganz langsam an sportliche Aktivitäten gewöhnt werden will. Gehen Sie es zu schnell an, überfordern Sie sich leicht, riskieren Verletzungen und verlieren bestimmt bald die Lust. Nicht selten ist eine zu hohe Erwartungshaltung an sich selbst einer der wichtigsten Gründe, aus denen viele Menschen trotz bester Vorsätze nach kurzer Zeit wieder mit dem Sport aufhören.

Warum nicht erst einmal mit regelmäßigen, ausgedehnten Spaziergängen beginnen? Natürlich sollten Sie dabei schon zügig gehen und können zum Schluss durchaus etwas aus der Puste sein. Wenn Sie möchten, können Sie zusätzlich einen Wanderstock zur Unterstützung mitnehmen.

Langsam anfangen und dann steigern

Sehr beliebt als Sportart für Einsteiger ist auch das Schwimmen. Viele Bewegungen fallen im Wasser einfach leichter, die Muskeln werden gestärkt und die Motorik geschult. Schon beim Gedanken an das Schwimmbecken fröstelt es Sie? Dann nutzen Sie doch einfach einen »Warmbadetag«, den viele Schwimmbäder einmal pro Woche anbieten. Egal, für welche Sportart Sie sich entscheiden: Wichtig ist, dass Sie sie regelmäßig ausüben. Dann tun Sie nicht nur Ihren Gelenken etwas Gutes, sondern Ihrem ganzen Körper.

Aus der Praxis

Vielen Menschen fällt der Einstieg in eine Sportart bedeutend leichter, wenn sie in einer Gruppe aktiv sein können. Es macht einfach mehr Spaß und die Mitstreiter motivieren sich gegenseitig, die Zügel nicht schleifen zu lassen. Positiver Nebeneffekt: Oft entstehen durch den gemeinsamen Sport neue soziale Kontakte und sogar Freundschaften. Möchten Sie also lieber mit anderen aktiv sein, lohnt sich ein Blick in das Veranstaltungsprogramm der lokalen Tageszeitung – von Sportvereinen bis zu Walking- oder Wandergruppen ist das Angebot meist so groß, dass für Sie bestimmt das Passende dabei ist.

Wenn der innere Schweinehund jammert

Nicht unter Druck setzen

- Schon Winston Churchill sagte: »No sports!« – Mag sein, aber selbst der britische Premierminister wurde oft zu Pferde oder im Swimmingpool gesehen. Was er mit seinem legendären Ausspruch wohl meinte, war: Setzen Sie sich nicht unter Druck und gehen Sie es gelassen und mit einer Portion Humor an.
- »Bei dem Wetter gehe ich nicht raus.« – Warum denn nicht? Als Kind hat Ihnen Regen doch auch nichts ausgemacht, oder? Also: Rein in die wetterfeste Kleidung und los geht's!
- »Morgen ist auch noch ein Tag.« – Richtig. Und vermutlich ein Tag mit der selben Ausrede. Denken Sie daran: Ein Tag Bewegung, ein Tag Pause, sonst bringt das Ganze nicht viel.

- »Ich habe einfach keine Lust.« – Das kann passieren. Aber wenn man erst mal angefangen hat, macht es nach einer Weile doch Spaß!
- »Heute habe ich keine Zeit.« – Stimmt in den meisten Fällen gar nicht, sondern ist nur eine andere Redewendung für »Keine Lust«. Und wenn man den Sport von vornherein fest in den Wochenablauf einplant, kommt einem auch nur ganz selten etwas wirklich Wichtiges dazwischen.

Den Sport fest einplanen

Service

Glossar – Medizinische Fachbegriffe zu Hüfterkrankungen

Dieser Ratgeber richtet sich an Patienten und ihre Angehörigen und versucht daher, mit möglichst wenigen Fachbegriffen auszukommen. Manche speziellen Bezeichnungen lassen sich dennoch nicht vermeiden – viele von ihnen begegnen Ihnen auch in der Arztpraxis oder der Klinik. Deshalb sind hier die wichtigsten Begriffe, die im Zusammenhang mit Hüfterkrankungen vorkommen, aufgeführt und aus dem »Fachchinesischen« übersetzt.

Adduktoren: Muskeln beispielsweise im Oberschenkel, die ein Körperglied, in diesem Fall das Bein, heranziehen
Akut: plötzlich beginnend, schnell verlaufend
Ambulant: bedeutet in etwa »umher gehend«, der Patient muss nicht über Nacht in der Klinik bleiben
Anästhesie: Narkose
Anamnese: Krankengeschichte, Vorgeschichte eines Patienten, wichtig für die Diagnose
Antibiotika: Stoffe, die Bakterien hemmen oder töten können

Antirheumatika: Mittel mit entzündungshemmender Wirkung

Arthroskopie: Gelenkspiegelung zur Diagnose oder Behandlung von Hüftgelenkserkrankungen

Chronisch: sich langsam entwickelnde, andauernde Erkrankung

Computertomografie: Abkürzung CT, liefert eine Vielzahl an Röntgenbildern aus verschiedenen Richtungen, um ein dreidimensionales Bild zu erzeugen

Dysplasie: Fehlbildung

EKG: Elektrokardiogramm, registriert die elektrischen Aktivitäten aller Herzmuskelfasern

Endoprothese: Künstlicher Einsatz, der dauerhaft im Körper bleibt – etwa das künstliche Hüftgelenk

Hämatom: Bluterguss

Hybridprothese: Künstliches Hüftgelenk, das nur teilweise in den Knochen einzementiert wird

Implantat: im Körper eingepflanzter, künstlicher Einsatz, der dauerhaft im Körper verbleiben soll

Infektion: Entzündung

Koxarthrose: Übermäßiger Verschleiß des Hüftgelenkes

Luxation: Verrenkung, Auskugelung

Minimal-invasiv: Operativer Eingriff mit einem kleinstmöglichen Zugangsschnitt

Neugeborenen-Screening: Ultraschall-Untersuchung von Neugeborenen auf eventuelle Fehlstellungen der Hüften

Orthopädie: Medizinisches Fachgebiet, das sich mit Diagnose und Therapie von Erkrankungen des Stütz- und Bewegungsapparates befasst

Osteoporose: Skeletterkrankung, bei der die Knochenmasse abgebaut wird, wodurch die Knochen brüchig werden

Osteotomie: Operatives Durchtrennen eines Knochens

Stationär: bleibend, Behandlung mit Aufenthalt in einer Klinik

Symptom: Zeichen, Krankheitszeichen

Syndrom: Erkrankung mit mehreren charakteristischen Krankheitszeichen

Hilfreiche Adressen

Deutsches Arthrose Forum
Internet: *www.deutsches-arthrose-forum.de*

Deutsche Arthrose-Hilfe e.V.
Postfach 11 05 51
60040 Frankfurt am Main
Telefonische Anfragen an die
Deutsche Arthrose-Hilfe:
montags bis freitags 8 bis 12 Uhr und
12.30 bis 16 Uhr
Telefon: 06831 946677
Fax: 06831 946678
E-Mail: *service@arthrose.de*
Internet: *www.arthrose.de*

Arthrose-Selbsthilfe e.V.
Am Mühlenberg 2
34587 Felsberg
Telefon: 05662 408851

Fax: 05662 9390581
E-Mail: *fisseler@arthroseselbsthilfe.de*
Internet: *www.arthroseselbsthilfe.de*

Arthrose Liga e.V.
Orthopädische Klinik
für die Universität Regensburg
Kaiser-Karl-V.-Allee 3
93077 Bad Abbach
Info-Telefon: 09405 182478
Internet: *www.arthroseliga.de*

Deutsche Gesellschaft für Orthopädie und Orthopädische Chirurgie e.V.
Langenbeck-Virchow-Haus
Luisenstraße 58/59
10117 Berlin
Telefon: 030 84712131
Fax: 030 84712132
E-Mail: *info@dgooc.de*
Internet: *www.dgooc.de*

Deutsche Rheuma-Liga Bundesverband e.V.
Maximilianstraße 14
53111 Bonn
Telefon: 0228 766060
Fax: 0228 7660620
E-Mail: *bv@rheuma-liga.de*
Internet: *www.rheuma-liga.de*

Rheumaliga der Schweiz
Josefstrasse 92
8005 Zürich
Telefon: +41 (0)44 4874000
Fax: +41 (0)44 4874019
E-Mail: *info@rheumaliga.ch*
Internet: *www.rheumaliga.ch*

Österreichische Rheumaliga
Dorfstraße 4
5761 Maria Alm
Telefon: +43 (0)699 15541679
E-Mail: *info@rheumaliga.at*
Internet: *www.rheumaliga.at*

Deutscher Verband für Physiotherapie – Zentralverband der Physiotherapeuten/ Krankengymnasten (ZVK) e.V.
Deutzer Freiheit 72–74
50679 Köln
Telefon: 0221 9810270
Fax: 0221 98102725
E-Mail: *info@zvk.org*
Internet: *www.zvk.org*

Deutsches Grünes Kreuz
Nikolaistraße 3
35037 Marburg
Telefon: 06421 2930
Fax: 06421 293187
E-Mail: *dgk@dgk.de*
Internet: *www.dgk.de*

**Deutsche Gesellschaft für Sportmedizin
und Prävention
Deutscher Sportärztebund**
Klinik Rotes Kreuz
Königswarter Straße 16
60316 Frankfurt/Main
Telefon: 069 4071412
Fax: 069 4071859
E-Mail: *dgsp@dgsp.de*
Internet: *www.dgsp.de*

Bundesverband Selbsthilfe Körperbehinderter e. V.
Altkrautheimer Straße 20
74238 Krautheim
Telefon: 06294 4281-0
Fax: 06294 4281-79
E-Mail: *info@bsk-ev.org*
Internet: *www.bsk-ev.org*

Bundesselbsthilfeverband für Osteoporose e. V.
Kirchfeldstraße 149
40215 Düsseldorf
Telefon: 0211 3013140
Fax: 0211 30131410
E-Mail: *info@osteoporose-deutschland.de*
Internet: *www.osteoporose-deutschland.de*

**Berufsverband der Fachärzte für Orthopädie
und Unfallchirurgie e. V.**
Kantstraße 13
10623 Berlin
Telefon: 030 79744444
Fax: 030 79744445

E-Mail: *bvou@bvou.net*
Internet: *www.bvonet.de*

Österreichische Gesellschaft für Orthopädie und Orthopädische Chirurgie

Wiener Medizinische Akademie
Alser Str. 4
1090 Wien
Telefon: +43 (1) 405 1383-21
Fax: +43 (1) 4078274
E-Mail: *sk@medacad.org*
Internet: *www.orthopaedics.or.at*

Schweizer Gesellschaft für Orthopädie

15, avenue des Planches
1820 Montreux
Telefon: +41 21 9632139
Fax: +41 21 9632149
E-Mail: *office@cpconsulting.ch*
Internet: *www.sgosso.ch*

Kliniksuche im Internet:

www.medizin-forum.de
www.kliniken.de
www.reha-hospital.de
www.deutsche-rentenversicherung.de
www.rehakliniken.de
www.rehaklinik.com

Register

Alle Therapien von Naturheilkunde bis High-Tech-Medizin

So bleiben die Knie beweglich – ein Leben lang! Falsche Belastungen, Sportverletzungen und Verschleiß (Arthrose) führen häufig zu einer eingeschränkten Funktion der Knie und verursachen Schmerzen. Wie eine »knie-gesunde« Lebensweise helfen kann, zeigt dieser Ratgeber. Nach Patientengruppen geordnet werden von jungen Menschen bis hin zu Senioren die typischen Beschwerden und erprobten Behandlungsmöglichkeiten dargestellt, von sanften Naturheilverfahren bis zu neuen High-Tech-Operationsmethoden.

Für alle Altersgruppen und bei allen Knieproblemen bietet dieses Buch umfassenden Rat sowie viele Beispiele, Knie-Übungen, Experten-Tipps und einen Knie-Arthrose-Test.

Dr. Wolfgang Franz · Robert Schäfer
Die Knie-Sprechstunde
240 Seiten mit Abb., ISBN 978-3-7766-2544-8

HERBiG www.herbig-verlag.de